艾瑞克森催眠教学实录 IV

THE FEBRUARY MAN:
Evolving Consciousness And Identity In Hypnotherapy

二 月 人
——穿越式催眠治疗

［美］ Milton H. Erickson, Ernest L. Rossi　著

于收　译

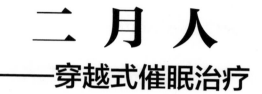

中国轻工业出版社

图书在版编目（CIP）数据

二月人：穿越式催眠治疗／（美）米尔顿·艾瑞克森（Milton
H. Erickson），（美）欧内斯特·劳伦斯·罗西（Ernest L. Rossi）
著；于收译. —北京：中国轻工业出版社，2017.10（2023.8重印）
（艾瑞克森催眠教学实录）

ISBN 978-7-5184-1435-2

Ⅰ. ①二…　Ⅱ. ①米…　②欧…　③于…　Ⅲ. ①催眠治疗
Ⅳ. ①R749.057

中国版本图书馆CIP数据核字（2017）第133374号

版权声明

责任编辑：孙蔚雯　　　　文字编辑：唐　淼
策划编辑：阎　兰　　　　责任终审：杜文勇
责任校对：刘志颖　　　　责任监印：吴维斌

出版发行：中国轻工业出版社（北京东长安街6号，邮编：100740）
印　　刷：三河市鑫金马印装有限公司
经　　销：各地新华书店
版　　次：2023年8月第1版第5次印刷
开　　本：710×1000　1/16　印张：17
字　　数：165千字
书　　号：ISBN 978-7-5184-1435-2　　定价：58.00元
著作权合同登记　图字：01-2016-6830
读者热线：010-65181109，65262933
发行电话：010-85119832　传真：010-85113293
网　　址：http://www.chlip.com.cn　http://www.wqedu.com
电子信箱：1012305542@qq.com
如发现图书残缺请拨打读者热线联系调换
170378Y2X101ZYW

中文版推荐序
精神世界的精确与模糊

　　最近的两则与精确度有关的新闻。一则是去年 2 月，科学家们在美国宣布，人类首次探测到了引力波。探测引力波的仪器的精确度，相当于把太阳和地球之间的距离，测量到一个质子直径长度的误差。另一则是，几天之前 IBM（International Business Machines Corporation，国际商用机器公司）宣布，一项设计上的突破，将使得工程师能够在单个芯片上安装 300 亿个晶体管，而芯片尺寸仅为指甲大小。人类的这两项成就，接近我们想象的神的能力了；至于真的神（如果有的话）有何种精确度，我们的想象都可能不能企及。

　　从传统上看，巫术显然不太在意精确度。巫婆神汉们的理论、语言和行为等都缺乏规范，全无精确可言；他们很卖力的样子，或许是偶尔取得疗效的一个因子。这有点讽刺的意味，意思是说，病人看到你都这样了，再不好就对不起你了。当然，对巫术的作用，现代心理学有一系列的解释，这里不做赘述。

　　巫术的非精确性，如今仍有残余。有一句曾经横扫心理治疗界的格言，叫作"爱可以疗愈一切"。以此为信仰的，以初学者居多。这句话具有无可辩驳的政治正确性，但并不能使它逃脱被判断为废话的命运。原因只有一个：模糊，对爱的定义和表现的模糊。

爱有千百种，我们只以结果论爱的品质。那些增益了个人自由并使身处爱中的人更好地发展的爱，是健康的爱；而那些以限定对方自由并妨碍了对方成为自己的爱，是病态的爱。这个标准适用于所有的关系：父母与孩子，丈夫与妻子，上级与下级，以及朋友之间。

所以，当一个人确定只要自己在爱着就可以不顾其他的时候，我们就确定他在忽略爱的细节和结果，并以爱的名义做其他的违背爱的事情。或者说爱不是问题，如何爱才是问题，这就涉及爱的每一个表达细节，涉及精确度。

超我，人格中不允许自己太幸福和太成功的部分，也具有令人咋舌的精确度。我们看到有很多这样的人，他们对所有的美好有很好的鉴赏力，以至他们能够及时而灵巧地回避这些美好。这是超我精准打击的证据以及结果。对这些结果的精确觉察，是给予同样精确的干预的基础。

相对于正统的精神分析师，艾瑞克森是近"巫"之人：他做得太多；更客观地说是，说得太多。读他的治疗实录会发现，他不是在回应，就是在干预，中间几乎没有停顿。

读艾瑞克森的治疗实录，是一件既兴奋又痛苦的事情。兴奋是因为他频繁地让你吃惊，几乎每一句话都在"老谋深算"地干预；痛苦是因为好些干预需要掩卷沉思很久，才能明白其奥妙，甚至永远不能明白其奥妙。懊恼之时，你不会认为艾瑞克森是一个现代催眠家，而会认为他是一个传说中包治百病的"巫神"。

但至少艾瑞克森自己不把自己当成神。他会告诉你他为什么那样做，最基本的原理其实就像 1 加 1 等于 2 一样简单，后面没有魔法。奇妙的是，他有时候就那么做了，当时并不知道为什么那样做，是他的研究者帮他找到了那么做的理由，然后他还恍然大悟似的说原来如此。这后面也没有魔法，有的是直觉先于理性；就像你的手接触到高温物体一样，你不必思考，就会做出缩回你的手的反应。这也许是心理治疗的最高原则：被直觉引领。

直觉是一种精确，时间上和整体上的精确。它可以让你在最恰当的时刻，对病人的状态做出最恰当的回应；而最重要的是，它不会让你丧失整体感，即在以秒计算的时间跨度里，同时顾及病人的症状与面子、内心与现实、理智与情感，以及当下与未来。

分析是另外一种精确。被分析聚焦后的问题，更能够被精确处理。但是，分析性精确可能有以下问题。它需要太多时间，以至会错过最佳干预机会；而常见的情形是，何时干预比如何干预更加重要。分析可能使治疗师丧失全局感，被局部情境迷惑。更糟糕的情形是，分析可能使治疗师情感隔离，造成他的所有干预都被病人反应性地"无情"拒绝。

病人付出的最宝贵的"治疗费"，是被你治愈。当你没有情感的时候，他自然会觉得你配不上这样的"费用"。

毕竟，心理学不是物理学。它要求的不全是精确，还要求模糊。模糊的意思是，在医患关系之中，需要一个中间地段，用以双方的反思。这个地段在绘画里叫作留白，在温尼科特的话语体系里，叫作恰到好处的挫折。个中机巧，也留白让大家自己去体会了。

心理疾病是在漫长的时间中被精心建造的一个结构。这个结构需要外力加入才能改变。在如何巧妙地使用这个外力上，我相信艾瑞克森胜过相信弗洛伊德。

今年4月，艾瑞克森基金会会长萨德博士和我做了一次网络视频直播课程，整个过程基本上是我问他答。我问的一个问题是：艾瑞克森可以被超越吗？萨德博士回答说（大意），艾瑞克森在他的时代里是没有被超越的，他是不世出的天才；但是，我们现在对疾病有更多的理解，也发展出了更多更好的干预技术，所以在心理治疗历史的长河里，他是可以被超越的。

心理疾病是潜意识的智慧，所以对付它也需要智慧，更高的智慧。艾瑞克森给我们做出了全力使用智慧的榜样。接下来的问题是，为什么别人不能如此而艾瑞克森能够如此？答案其实很简单：因为艾瑞克森相信他对智力的使用，不会毁灭病人、他自己和全世界。

如果你不太明白这个答案的意思，那就去问问艾瑞克森吧。他在这本书中等你。

曾奇峰

2017年6月12日 于武汉东湖纯水岸

译者序

    《二月人》，书名听来有点儿奇怪，但略读之后，我便被它深深吸引了，感觉像是艾瑞克森导演的在被试心理空间里发生的穿越剧，既梦幻又真实。所以，把副标题由原书的"在催眠治疗中发展意识和自我同一性"改为"穿越式催眠治疗"。

    对于艾瑞克森催眠来说，这本书的唯一性在于：这是唯一一本既记录了艾瑞克森所做的一个完整案例又记录了他本人对这个案例进行详细分析讨论的书。这是艾瑞克森于1945年做的一个教学案例，当时艾瑞克森还聚焦在心理动力学上，正在从实验性研究向临床治疗应用转换。在这个案例中，艾瑞克森在被试的催眠年龄退行中常常以被试不同年龄生日的次月都会出现的"二月人"与被试在穿越的心理空间里相会，与她交谈，让被试找回被压抑的记忆，宣泄情绪，并给她提供更全面的视角，重新审视过往发生的那些与她对水的恐惧有关的生活事件，从而帮助她消除对游泳和水的恐惧，促进其自我同一性的发展。从这个案例中，大家可以看到艾瑞克森敏锐的直觉，也可以从他与罗西的对话中看到不少艾瑞克森在心理动力学方面的思考，而后者可能正是很多学习艾瑞克森催眠的专业人士所渴求的，因为在其他艾瑞克森催眠的书中，读者可以看到他是怎么做的，却少有机会知道他为什么这么做。

在对艾瑞克森催眠了解不深的读者看来，这个案例的治疗过程或许很神奇，也很吸引人；而对艾瑞克森催眠有深入了解的读者或许会从中看到更多的门道，当然要真正琢磨透其中的门道则需要多下点儿功夫。如此才能真正理解艾瑞克森催眠治疗是一个唤起和利用当事人自己的心理机制和心理过程以助其心理成长的过程。

有一个问题可以知道你是不是下功夫读了这本书，那就是：通过读书，你是不是真正明白被试为什么会说"我感觉我好像已经单方输掉了一场战争"，而艾瑞克森又为什么会认为这表示被试已经丢掉了大量对水的恐惧？如果你真的明白了，或许你会惊讶于无意识工作的玄妙。

在翻译这本书的过程中，在第三稿之前，我一直有一个其他仔细研读这个案例的专业人士或许同样会有的疑问：书中强调"艾瑞克森式催眠治疗的本质，不是把什么东西放进患者心里，而是在不带有他们自己意识参照框架偏见和习得性限制的情况下，唤起某些东西。这是一个重要问题，因为普通大众以及许多专业人士仍然认为，催眠是用来控制或给人洗脑的，好像他们是无心的机器人"。而这个案例中，艾瑞克森所做的不是在被试年龄退行的催眠中"把什么东西放进患者心里"了吗？这不是一种洗脑吗？把这个疑问写在这里，我想让大家带着这个疑问去读，去找出自己的答案。

如果你愿意，你可以跟随这本书，穿越回艾瑞克森时代，领略大师中年时期的治疗风采。

于收

2017 年夏 于济南

前　言

　　再次聆听艾瑞克森（Erickson）的声音多么令人欣喜！而且我们可依赖的稳定向导——欧内斯特·罗西（Ernest Rossi），经过对艾瑞克森催眠15年多的研究和实践，给我们带来了他越发成熟的认识，同时让我们见证他取得这些认识的过程。在他和艾瑞克森以前合著的书中，罗西并没把自己强塞到艾瑞克森和读者之间。他呈现了一份文字记录，可以让我们亲眼目睹1945年工作中的艾瑞克森。然后，他以其特有的谦逊态度，扮演一个问话的学生，促使艾瑞克森解释他治疗取向背后的思考。他和艾瑞克森还讨论了许多其他有趣的主题，包括治疗的性质、人性、意识心理的发展，甚至俚语淫词的演化和作用。

　　在艾瑞克森去世前一年，也许是因为他准备比之前更多地解释他自己，所以，对他的某些问题，罗西能够得到几乎非常直接的回答，而不再是丰富多彩的隐喻性的反应，在此之前，艾瑞克森定然更喜欢那些隐喻性的"禅师似的"回答，他的这种回答刺激过数百位他的学生去思考和成长，但我们容易接受的是一些更简单、更容易掌握要领的答案。实际上，玛格丽特·米德（1977）描写过她和艾瑞克森的其他学生的请求，他们想要"更简单、更多次和更明了的示范……"由于罗西的耐心和毅力，他能得到一些更简单、更清晰的解释，可以帮助我们理解艾瑞克森催眠的本质。

在这本书中，我们可以看到艾瑞克森为其患者的改变所做的大量准备工作。即使是以一种好玩的，有时是以一种即兴的方式来做——用词语玩游戏，让她用双手同时上下颠倒着写，对于她会得到治愈这一点，提前取得她的"绝对"同意——很显然，他觉得这种准备是必要的。同时他也是在微调治疗关系，维持一种挑战而又信任的氛围。正如罗西所说，他主要关注鼓励和刺激将使患者改变的过程。寻找洞见只是这些过程之一，或许是重要性最小的过程之一。当我们观察艾瑞克森指导他的患者走向洞见和与过去的连接时，我们甚至可以推测，这样做主要是对她的观念的回应，她认为，在她得到治愈前，对过去的理解是必要的。

艾瑞克森会对我们说："做工作的是患者。治疗师所做的，不过是为这项工作提供条件。"艾瑞克森深入、细致地工作，以提供必要的条件。他发掘和利用在沟通和教育中所有可能的因素，以便能够做到。例如，他强调了对患者和他自己的词语所唤起的力量以及它们的多重含义善加利用的重要性。他给人们呈现了一个他重视话语的出色例子，当时，他注意到，患者在自动书写过程中写了一个词，可以读为"生活（living）""给予（giving）"或"潜水（diving）"。他把这个观察用作围绕患者游泳恐惧症（害怕潜水）组织治疗的基础，因为他认为，当这种恐惧被克服时，她也会在"生活"和"给予"中更加自由，并且将会减轻她的抑郁。有些读者可能会觉得他对这样一个词或那样一个词的解释太武断。事实上，罗西自己，有时也不认同他做出"推断"的某个点。但我们不能不钦佩他潜心关注患者的每一个表情，以及他自己的每一次沟通。

我们看到，除了他对词语灵巧仔细的运用，还有许多间接暗示形式——例如，作为问话的短语暗示。在做这种"操作"的同时，他也在不断地取得患者对干预的允许，并且随时准备改变他的干预，以应对患者的反应。这样，他展现了一种尊重，这种尊重是他对待患者之方式的重要特点。事实上，在这一点上我们必须表明意见，虽然大部分描写"艾瑞克森催眠技术"的文章都强调治疗师的才华和智慧，但当我们在工作中观察艾瑞克森本人时，给我们留下深刻印象的，更多的是他的患者的存在和他们独特的创造性。

作为这次治疗的主要特征，利用退行的价值是什么？当我在读这本书的时候，我逐渐明白了为什么艾瑞克森倾向于把几乎每个人都像孩子一样对待！我突然明白了为什么，至少在他的晚年，他似乎如此着迷于老土的笑话、幼稚的字谜和游戏。我现在觉得，他明白了——大概是在与处于催眠退行状态的成人打交道中学到的，而正是在这种"孩子状态"中，我们才能最开放地学习，最具好奇心，最容易发生改变。为了强化患者的退行体验，艾瑞克森一直致力于创造一种非常令人信服的幻觉，让人觉得他真的是一个长者在与年轻的孩子说话。他让这个"孩子"重演、发泄创伤经历，通过讨论，引导她穿越再教育（reeducation）过程。其结果是，这个"孩子"让新经验添加到她的记忆中——与一个关怀理解的成年人在一起的积极体验。我所称的这些"矫正性退行体验"，即使在患者返回到她的"成人自我"状态以后，也在她身上发挥着长久的影响。

在她与"二月人"（在催眠年龄退行中，艾瑞克森在"好几年"的二月"探访"她）的讨论中，这个"孩子"所经历的再教育体验，有一些便是人们已经熟知的"重新建构"。这本书中有一些精彩的重新建构的例子。例如，患者一直因偶尔闪过希望她妹妹死去的念头而感觉内疚，并因她妹妹差点儿溺死的经历而自责。艾瑞克森的"重构"，使得他对她说："所有这些年来，你一直在谴责自己，不是吗？……为什么？也许这样你可以实现对自己更好和更全面的认识"（自责被重新定义为对自我认识的一个步骤）。兄弟姐妹的竞争可被重新定义成："当你还很小的时候嫉妒海伦有某种意义。现在，当你长大了，它完全有另外一种意义。难道你不想小孩子重视他自己的价值、自己的个性和自己的需求，以他所能理解的某种方式守护它们吗？"

罗西曾一度向艾瑞克森提议，认为他的催眠治疗的基础是"情绪发泄和重新建构患者的心理过程"。艾瑞克森纠正他说，"这不是重新建构，你只是给他们一个更完整的视野"。于是，罗西可以用这样的话概括他的理解："它（催眠疗法）只是助长一种更完整、更全面的视角，让患者从其童年的局限和直观认识中解放出来"。这与许多治疗师所认为的催眠涉及某种洗脑编程的认识相去甚远。

在这个案例的处理过程中，我们看到了杰·哈利所称"症状处方"取向的开始。当患者似乎准备试图去游泳时，艾瑞克森不允许她这样做。他解释说："我把*我的*禁止放在她的游泳上。"做了这个之后，他指出，"我可以改变*我的*！"当然，他在与她的下一次晤谈中取消了*他的*禁止。

艾瑞克森为在治疗期间让其他人在场，还给出了一个有趣的理由。"……关于游泳的这种恐惧、这种焦虑，被观察到与其他人有关……你需要通过把它们说出来，克服这些恐惧和焦虑中的某一些——它们都是在与其他人的关系中体现却不为其他人所知的——这样个体就可以认识到，即使其他人确实知道，他也照样可以生活。当我们知道一些人在很多小的事情中也表现得很真实的时候，我们会很喜欢这些人。"团体治疗师很久以前就已知道这一点，但我们必须记得，在1945年，团体治疗还并不多。

我承认，像很多人一样，当我第一次读到《催眠疗法》（*Hypnotherapy*；Erickson & Rossi, 1979）和《不寻常的治疗》（*Uncommon Therapy*；Haley, 1973）这两本书中所提到的"二月人（February Man）"这个案例时，想到这大概是治疗师真正改变了患者经历的第一个案例，我因此而感到非常兴奋。现在我明白了，这种变化，就像治疗中的许多其他变化一样，实际上是由"拓展框架"或扩展现在的而非过去的意识所形成的。实际上，我记得艾瑞克森经常说的话，那就是"了解过去并不会改变过去"。毫无疑问，年龄退行的"真实性"已被质疑过。我相信，除了对真实记忆的"打开"之外，常常包含了很大的幻想成分。但退行并非必须"真实"才有帮助。仅仅是年轻的主观感觉，就可以让患者从不同的角度看问题。它也可以增强咨访关系，并产生治疗性情绪宣泄。

在结束治疗之前，艾瑞克森帮助患者释放对他的敌意。他认为这很重要，因为患者往往会对治疗师拿走他们的症状而对治疗师心生愤怒，并可能通过破坏治疗效果来表达他们的愤怒。在这里，他再次展现了那种细致的关注，这样才能保住全部的治疗效果。

时间在趋近，我们将看到对艾瑞克森和他的治疗工作更为重要的回顾。

即使是我们中被他"催眠"的人，也会随着时间的推移，对我们的体验有不同的评价。但在这一点上，每当我想起他时，满是爱的感动——尽管他并不是一个通常意义上特别"有爱"的人。他通过"如其所是地讲述"，传达他对我和无数其他人的爱和尊重。例如，有一次，当我告诉他，我希望能够去体验而不是理性理解时，他回应说："你的反应所表明的正好相反。你更喜欢理解而不是体验。"更为典型的是，他用暗示"但你可以用不同的方式去理解"，来跟随这犀利的评述。最后，在催眠中，他把我带入一种融合了思考和感觉的体验中。他用一种以"在我的生活中，我经常喜欢爬山——而我总是不知道山的那边是什么"开头的催眠诱导语开始。这样，他通过引发好奇，让患者代入角色，形成一种不同的理性思考方式。只是到了八年以后的现在，在写这篇前言的时候，我才意识到他已经做到了！

对于我们这些曾与艾瑞克森一道工作过的人来说，当我们细读和研究他的催眠治疗工作——特别是像这里提供的记录他工作和思想的逐字稿时，总是会从他那里学到更多。对于绝大多数读者来说，因为这可能是他们读过的第一本或第二本关于艾瑞克森的书，无论快读还是慢读，都会证明这是非常值得的。如果读得快，它会让你了解到，为什么这么多人的兴趣投向了艾瑞克森。如果读得慢，它会激发一些思考，这将丰富任何治疗师的工作。谢谢你，欧内斯特·罗西，给我们带来这个礼物。

西德尼·罗森，医学博士
纽约艾瑞克森心理治疗与催眠学会会长
《催眠之声伴随你》（*My Voice Will Go With You*）、《米尔顿·艾瑞克森教学故事》（*The Teaching Tales of Milton H. Erickson*）的作者

目　录

引 言

欧内斯特·劳伦斯·罗西，哲学博士

　　《二月人》（*The February Man*）这本书超越了人们在心理治疗文献中所能见到的典型案例报告。它超越了平常的分析和心理治疗形式，把焦点放到了助长意识和自我同一性新的演化发展可能性上。已故的米尔顿·艾瑞克森医生被公认是他那一代最有创意的催眠治疗师，是他发明了这本书所记录的独特的治疗方式。关于这个素材，最引人注目和最有价值的是，它是从艾瑞克森职业生涯中期，他的创造天赋达到登峰造极开始，唯一完整记录了整个催眠治疗案例的逐字稿。

　　此外，我们很幸运，可以在这个记录了15小时讨论的案例中加入艾瑞克森自己的详细说明，而那些讨论提供了前所未有的机会，可以让我们更好地理解他的思想和方法。

　　"二月人"是一个有趣的案例研究，详细说明了在对一位抑郁的年轻女子进行治疗的过程中，意义深远的年龄退行的应用。除了长期抑郁，这个年轻女子还有严重的机能失调性水恐惧症，这源于深度压抑的对她未成年妹妹差点儿溺死承担责任的创伤记忆。在处理她的案例过程中，艾瑞克森虚构了一个支持性角色"二月人"，在四次漫长的心理治疗晤谈中，他多次"探访"

这个女人。在这些晤谈中，他利用经典催眠现象，如年龄退行、时间扭曲、自动书写、催眠遗忘和其他现象，探索患者整个童年和青年时期。作为"二月人"，他为她成年人格新的发展播下了种子。

不大可能再有来自这个时间段的完整的艾瑞克森话语的逐字记录面世。即便有这种记录以某种方式被发现，但我们不会再有艾瑞克森自己关于他所做工作的详细说明——没有他的说明，要理解他的工作几乎是不可能的。于是，这本书就成了艾瑞克森收获期最后的成果：以后不会再有更多他关于人性、意识的演化、心理治疗工作的本质和他自己创新的催眠治疗取向的本质等，更富启发性的评述了。

这本书的来历

这本书有很长的历史，它历经超过40年的缓慢发展。它可追溯到1945年，当时，艾瑞克森以一个护士为被试，为一个由专业同行和学生组成的小团体*，非正式地演示他独特的催眠治疗方式。对这个我们称为"S小姐"和"简"的护士，只有四次催眠治疗晤谈。这些晤谈由卡梅伦小姐用速记符号逐字记录下来，并打印出来，只有几处不怎么重要的遗漏。许多年以后，1986年，我成功联系到卡梅伦小姐，问她对艾瑞克森那个时期的记忆。她回了以下这封信。

卡梅伦小姐：秘书的回忆

参加会议时，你必须几乎全神贯注于你的工作，但我确实还记得，在艾洛伊思，艾瑞克森医生的治疗室里，当被试面对她对家人极度敌视的感情时，那种令人几乎难以忍受的紧张感。当时我以为是情感治疗。我参与的最

---

* 杰罗姆·芬克医学博士（Jerom Fink）、玛丽·芬克夫人（Mrs. Mary Fink）、贝蒂先生（Mr. Beatty），以及被试的朋友安·戴伊小姐（Miss Ann Day）。

后一次晤谈当然是心情愉悦的，因为被试不断地笑，看起来非常轻松快乐。

艾瑞克森医生是一个堪称伟大的带领者。他了解他人的局限性远胜他们自己，这自然也就转化成了体贴。我在治疗室的头几天是令人难忘的。他似乎已经有一段时间没有秘书了。在一个角落，有一张放着书、纸和随身用具的桌子。速记员的记录桌上铺满了重印本、书信和各种各样等待归档或回复的资料。我开始读，并挑选分类。

头两天，艾瑞克森医生只口述了一封信。我读了读，叠起来，并试图把问题降到最低限度。有个想法在不断重复：这可能是一个我难以胜任的案例。但是当艾瑞克森医生第二天最后离开治疗室时，他说他会很喜欢让我在他的治疗室工作。这是一个让我昂首挺胸的瞬间——挺直我的五尺①之躯。

几天之后，他问我会不会画画。我坦率地说，用尺子都画不直一条直线。他安排我复制一份他要用来给他的医科学生讲课用的插图。结果相当差强人意，但他说这"足够"了，并继续使用它。每次他从治疗室里拿着它，我的脸都红到了耳根。

艾瑞克森经常会派我记录患者的口述内容。随后，他把这些记录用于教他的医科学生辨别不同类型的心理问题。有个女人，她在艾洛伊思已经是个多年的老病号了，她不断以似乎完全不相干的单个的单词或简短的短语诉说。她是一位娇小可爱的女士，跟我聊过几分钟。那段时间她只说过一个完整的句子："蔡斯和儿子是名字"。这本来很容易让人以为她曾一直在听蔡斯和桑伯恩咖啡的电台广告，这是当时一个很具广告效应的品牌名称。艾瑞克森医生深入了解了这件事情。从一个社会服务工作者那里获悉，许多年前，这个患者还未结婚就生下了一个孩子——对于年轻的她来说，这是一件很可怕的事。这是他对在与之打交道和治疗的人们的生活中的危机的典型理解。

前来跟艾瑞克森医生学习和工作的人们都有特别的收获。当时来访的医生和医科学生似乎对催眠术和艾瑞克森医生治疗患者的方法极感兴趣，特别是那些最近出现问题的人。他被安排发言的任何时候，指定区域都人满

---

① 5 英尺，约等于 1.52 米。——译者注

为患。任何时候，只要他告诉他的学生，他将在下午或晚上的某个指定时间与他们见面，消息便会迅速在艾洛伊思周围传开，速度远超狼烟信号或丛林鼓。这真令人惊讶。在指定时间，房间将被挤满，不仅有来自艾洛伊思的学生和人们，还有相当一部分陌生人。艾瑞克森医生对人群的控制总是让人不可思议。作为一个长期的戏剧爱好者和一度的戏剧从业者，每次回想起来，我都感觉惊讶。大多数观看他催眠的表演者都会变得目瞪口呆。

艾瑞克森医生的爱好之一似乎是引起进到他治疗室的人的兴趣。他办公桌后面的窗台上放着他制做的各种形状和大小的容器，每个容器中栽有不同品种的仙人掌。他解释说，孩子并不来烦扰它们，所以，它们长成极好的室内植物。

偶尔与艾瑞克森一家共进晚餐总是件令人愉悦的事。艾瑞克森夫人是个迷人的女主人，每个孩子都有自己独特的个性。你可能听说过这一点——如果是这样，请恕我唠叨。孩子们被鼓励努力工作，节省用钱。当我在艾洛伊思时，伯特和兰斯栽培花木，家人购买他们的产品，每个年轻人为家庭所做的工作都会得到报酬。到了年底，他们会收到与进入储蓄账户的数额相应的奖金。这个主意让我像是个受益者，以至我不断地把它分享给我知道有孩子的年轻人。

以艾瑞克森医生的秘书身份工作是一个特殊的观察和学习的机会。事实上，这是我办公室工作经验的高峰。我很高兴地知道，他的工作正受到如此广泛的认可——很明显，这其中很大一部分是因为你的努力——而且将成为明天世界的重要组成部分。

卡梅伦小姐记录的 S 小姐案例研究的打印稿静静地放在艾瑞克森的文件夹中约30年，直到20世纪70年代初我开始与他一起工作时，他才把它给了我，用于个人学习。但是，早些年，我还未能认识到这个案例的意义，也不明白为什么艾瑞克森不停地提到它，以说明他治疗工作的这种或那种独特特征。我对这个案例的迷惑，从当时在实际负责艾瑞克森与患者初次见面的医学博士杰罗姆·芬克的观点出发，是很容易理解的。

杰罗姆·芬克医生对艾瑞克森治疗工作的看法

在最初的小团体中，目睹这个治疗案例的另一个成员是芬克医生，他当时是实习医师。下面是他对治疗过程发展的记录：*

芬克：患者 S 小姐是一个护校学生，她非常聪明，有才华，当时 19 岁，最初她被邀请到我家，是因为她对精神病学感兴趣。晚上来访，她意欲了解和分享催眠反应，以便更好地理解基本的心理动力。

在对催眠的初步讨论中，大家讨论了催眠状态的"平均"反应模式，我注意到当时 S 小姐正在极为密切地关注。我立刻意识到，她不但有一种强烈的移情在发展，而且有着被投入催眠中的强烈渴望。因此她被告知，她将有幸成为第一个被试。

经由手的漂浮诱导方法，一种深度催眠很容易地被诱导出来，由于时间有限，她被迅速引入了各种催眠现象。时间不足时，那些胜任能力稍差的被试一般是拒绝合作的。这来自我过去的实践经验，我曾让毫无经验的被试在第一次催眠体验期间写点什么。大多数被试能控制自己，不写那些可能暴露过往冲突的东西——例如，他们通常只写他们的名字。但在这个案例中，S 小姐写道："这该死的战争。"为了避免过早暴露心理动力冲突，那张纸被移开了，她带着对那次催眠中发生之事完全遗忘的暗示被唤醒。这让她很惊讶，但也证明她能够自动书写。后来的事实很快给患者带来了更多益处。

几天以后，我在一家医院的病房里见到 S 小姐，她问了我几件在她遗忘期间所发生的事情。我只是给了她一些似是而非、闪烁其词的答案。她坚持自己的问题，并加上一个似乎无意识的声明：她"害

---

* 芬克医生的这些话是从与欧内斯特·罗西和玛格丽特·瑞安的多次谈话中总结出来的。

怕水"，我猜测这是她无意识部分想要寻求心理治疗的一种间接请求。她对我的问题的回答，证实了我的怀疑，她这种措辞，只能理解为来自她的无意识个性。不久之后，S 小姐的朋友安·戴伊找到我，请求安排第二天晚上的催眠体验。这些安排得到了相应落实。

因为我不是执业医师，只是个实习生，这个年轻女人出乎意料地带着恐惧症来找我，我只好把她交给艾瑞克森医生。在医学院，我曾经从二年级开始，每年都与米尔顿打交道。在他的支持下，在我还只是个大三学生时，我就给高年级的医科学生讲过催眠课。米尔顿和我关系非常非常地密切。

我一直有个需要有待被接受，我开始变得对催眠术格外精通——或许因为它是如此地具有戏剧性。然后人们开始把我和斯文加利（被认为能用催眠控制别人思想）相提并论，并且开始非常害怕我，因为他们认为艾瑞克森的直觉在深深地影响着我，我能"看透他们"。在我们的精神分析团体中有个大的活动，标语是：如果你想成为一个精神分析师，你最好拒绝艾瑞克森。我没有时间关注所有那些细节，但这次冲突最终导致了底特律精神分析学会的解散。

瑞安： 他们是针对他的人格还是他所做工作的类型？

芬克： 我认为是针对他的工作方式。他是如此地依靠直觉。我去过门宁格诊所，去和一组医科学生讨论，我记得办公室主任告诉我，艾瑞克森的直觉极为厉害。三个月来，他一直在研究一个案例（患者是一名女性，患有紧张性精神分裂症）。当时，艾瑞克森在外出访问，看到患者 30 秒，就说，"嗯，这个女孩患的是紧张性精神分裂症"。我问他艾瑞克森是如何得出这个结论的。他回忆说，艾瑞克森曾说，"好吧，如果你留意，你会看到，这个女孩正在无意识地把她的拇指从她手心移到她手指的末端。她不知道她的自我边界在哪里。她不知道她（的自我边界）终止在她的肘部还是在身体的外面。"

第二次世界大战期间，我与艾瑞克森一起在军队征兵站对新兵进行精神病学筛查，我看到很多这样的事。他的直觉极为出色。但我

并不能真的相信，在他职业生涯的现阶段，他在这个舞台上表现出充
分的条理性，当时他对这个案例介绍中所讨论到的所有事情，像在这
本书中与罗西的讨论一样，都很清楚。

瑞安：你认为艾瑞克森当时正在做一些他知道如何在直觉层面去做的事情。
有些时候，你可以事后从任何理论角度去讨论它，但这并不意味着那
就是艾瑞克森当时看到的。

芬克：*非常准确*。那就是当时所发生的。

瑞安：这归根结底是因为艾瑞克森做了很多他说他做过的事情，而不是因
为某种原因，每个人正事后诸葛亮般琢磨出来的。

芬克：非常准确！回顾往事，似乎每个人两眼都有 2.0 的视力。我感觉困难
的是，在本书文字记录的很多例子中，罗西医生会问，"你做了这个
那个吗？"而艾瑞克森会说"嗯哼"。在我的思维方式中这几乎不可
理喻，艾瑞克森可能从来不考虑什么特殊视角，除非罗西问到他，然
后他回答说是的。

　　那是在 1945 年 7 月 1 日和 1946 年 5 月 1 日之间，艾瑞克森给
了我这叠文字记录（这本书所依据的原稿）。

瑞安：这些文字记录打动了你这个晤谈中所发生事情的见证者？还是它们
让你觉得有所歪曲？

芬克：我还不十分确定。在早先那份文字记录里就提到这一点，当时罗西医
生问："实际上你是有计划有意图地在做这些事情吗？为什么？我真
不敢相信你居然这么做了！到现在，已经有七年了，我一直在跟你学
习，但我还是发现，很难相信，你不是在用对一个像这样的案例进行
事后合理化来跟我开玩笑。然而，这来自三十多年前的证据就在我们
面前。为什么我还是会觉得难以相信呢？"

　　我认为罗西医生是对的，在那番话里，他斗胆质疑大师。我认为
艾瑞克森一直会有这种需要，想要在任何时候都正确，而在我看来，
罗西在他怀疑的感觉中是"对的"；所讨论的许多心理动力学解释只
不过是事后的合理化。艾瑞克森是一个特别直觉化的人，毫无疑问，

他治愈了这个女孩。我要问的是，艾瑞克森是否真的事先想到了每一件事。

我在艾瑞克森年轻的时候就认识了他。他和贝蒂不时地会到我们家串门。我当过约四年艾瑞克森的徒弟。1942年，当时我还是医学院的大二学生，艾瑞克森就开始给我们讲催眠。我们变得非常熟悉，可以说他把我置于他的保护之下。

这些年来，对于我自己进入催眠，我已经有了绝对的抵抗力。艾瑞克森做了几次非常认真的尝试，其中包括一两次经过我的同意——出于某种原因，跟他在一起，我从来没能进入催眠。我不知道为什么我没能进入。我想我有足够的阻抗和足够的怀疑。尽管事实上我不能让任何人催眠我，但我成了一个很好的催眠师。

我觉得这本书很有价值，但书中所提出的一些概念需要"有保留地"采用。如我所说，艾瑞克森的直觉特别厉害，但他不能在那时有意识地弄明白所有的心理动力。在第一次长时间晤谈之前，他从未遇见过这个被试。

瑞安：是不是有可能这本书中提出的一些概念仍然有效？不管艾瑞克森是否有意地设计过它们，但他可能一直在直觉层面上执行它们。

芬克：哦，那是毫无疑问的！他以那种方式施术，但我认为他是这个国家唯一可以用那种方式施术的人！

与芬克医生的这次融洽而坦率的访谈，指出了对这个或任何其他案例进行事后分析的局限性。我们根本不知道，用事后认知分析的眼光看，一个杰出的临床医生非常直觉性的治疗性接触，到了什么程度，有可能被理解。事实上，有很多最新的研究有力地表明，"左脑"事后的合理化，仅仅是一些故事，让"右脑的"无意识过程产生某种舒服的感觉（Gazzaniga，1985）。即使头脑中有这些局限，我仍然坚持不懈地去理解艾瑞克森的治疗方式。

"二月人"方式

在 1973—1981 年，我和艾瑞克森合著了大量文章（Erickson and Rossi, 1974, 1975, 1976, 1977, 1980）和关于催眠治疗的三本书（Erickson, Rossi & Rossi, 1976; Erickson & Rossi, 1979, 1981）。我还编辑了他的四卷催眠文集（Erickson, 1980）。在这期间，我越来越熟悉他的思维方式，能够逐渐理解所称的"二月人"方式的巨大应用空间。1979 年，作为我们合著的《催眠治疗：探索性案例集锦》（*Hypnotherapy: An Exploratory Casebook*）①一书的最后一章，我们发表了缩减版的《二月人》。在这个案例中，我着重描写了艾瑞克森如何使用二月人技术促进新身份的创造，提升曾遭受过数个年龄段早期生活体验剥夺的患者的意识。这种方式在所有先前聚焦于对过往心理问题进行分析和工作的治疗形式上跨越了一大步。

在前期准备工作的基础上，我终于准备好探索这本书中四次晤谈更详细的细节。关于这四次晤谈，艾瑞克森和我录制了约15小时的评论*，仔细检查繁复冗长对话细节中的每一个单词、短语和句子，确保体现我们对他工作方式隐微之处的充分理解。有大量受过艾瑞克森训练的其他专业人员（玛丽恩·穆尔，罗伯特·皮尔森，桑德拉·西尔维斯特）非正式地、或多或少地参与了这些讨论会，问问题，并在我们不断碰撞的理解中加入了他们的看法。我编辑了这些评论，认真读了其中的绝大部分，并在另外的讨论会上反馈给艾瑞克森，以取得他最终的澄清和批准。

这份正式手稿完成于 1979 年——艾瑞克森去世前一年——的春秋之间。这本书将是我们第四次合著的作品。它只需要一个简介，就可以出版。但由于艾瑞克森在 1980 年春去世，我陷入了悲痛状态，在随后的八年时间，我无

---

① 本书中文版由中国轻工业出版社 2016 年出版，于收译。——译者注

* 如果要研究和学习，这些录音带可从米尔顿·艾瑞克森基金获得。亚利桑那州，凤凰城北二十四街 3606，85016。

法再看这些手稿。这些年来，我通过默默地编辑一系列关于艾瑞克森催眠研讨会、工作坊和讲座（Rossi & Ryan, 1985, 1986; Rossi, Ryan, & Sharp, 1984）的书，并通过独立撰写几本原非自己本行的被艾瑞克森称为"治疗性催眠的心理神经生理学基础"的心理生理学方面的书（Rossi,1986b; Rossi & Cheek, 1988），让自己分分心。

在内心深处，我有一连串的梦，梦中艾瑞克森总是作为一位四五十岁的老师出现。这很让人惊讶，因为在他70多岁之前，我还不认识他。然而，艾瑞克森在他四五十岁时创造了二月人技术，并奉献在我正在编辑的讲座、研讨会和工作坊中。似乎，我的内心正在从我认识艾瑞克森之前他早期的职业阶段吸收他的教义。

1987年，我终于能以全新的视角回看这份手稿，急切地弄明白它是否还有意义，对淹没在新近出版的关于艾瑞克森催眠的书和文章中的新一代学生们是否还有什么价值。当我仔细检查他周密细致思考的证据时，我意识到，这本书将有力地改变那些把艾瑞克森描述为一个完全靠直觉和古怪的人的看法。就经常依靠自己自发的无意识联结开启新个案的心理动力探索而言，艾瑞克森的确在靠直觉行事。在他建立"场域体验"以评估催眠体验现象学现实的非正统路子方面，他确实已到了古怪的地步。不过，艾瑞克森一直坚持认为，他为助长催眠体验而精心准备的言语和非言语步骤，在利用患者独特个性和潜能方面，本质上是理性的。他在这本书中的评论，都证明了他用这种利用取向在催眠治疗中拓展意识并促进新的自我同一性发展这种思想和治疗工作的深度和创新性。

第一次晤谈：第1部分 *
治疗性催眠的取向

  这番陈述的前几个小节，在速记员记录了40年之后的今天，领会起来确实挺难。由于没有给这几个小节所涉及的笑话、拼图和游戏标注出重要而有隐微差别意义的语气和肢体动作，单纯的文字记录让人困惑难解。艾瑞克森、芬克医生和被试之间初次交谈中的常规插话，将会间接吸引、激发和锁定她的注意力（催眠诱导微观心理动力第一阶段，Erickson & Rossi, 1976/1980），然后经由混乱、参照框架转换、分心、认知超载和非逻辑推论（催眠诱导微观心理动力第二阶段），弱化她的习惯意识定势。如果读者在试图弄清最初这个小节的意思过程中感到混乱和超载，那么对于被试来说，即使她试图在对她正在进行的联合语言冲击面前努力保持一份顽强，面对这种情况，她也必定会感到怎样的不知所措，读者就只有安慰和好奇的份了。**

---

* 1945年第一次晤谈的在场者：米尔顿·艾瑞克森医生、杰罗姆·芬克医生、被试（也被称为"S小姐"和"简"）和被试的朋友"戴伊小姐"。1979年讨论的在场者：米尔顿·艾瑞克森医生、欧内斯特·罗西医生和玛丽恩·穆尔医生。

** 催眠对话中用加粗字体印刷的单词或句子在随后所进行的讨论中会被提到。

1.0 混乱：联想游戏和谜题，用以开启反应准备状态和催眠进程

艾瑞克森： ……离开鸟蛤壳，你感觉吉恩·奥特里怎么样？

芬克： 我肯定应该能像他那样骑马。难道那不符合常识（make horse sense）吗？我一开始就弄错了（get off on the wrong foot）！我认为吉恩·奥特里怎么样？

艾瑞克森： 那和花园有什么关系？

芬克： 噢，它可以让花园更肥沃。

艾瑞克森： 你是怎么从翻滚的，想到花园，再联想到吉恩·奥特里的？

芬克： 纯粹的精神分裂。

艾瑞克森： 你能哼唱一下（吉恩·奥特里的那首歌）吗？（芬克医生哼唱《随翻滚的风滚草漂移》。）

芬克： 翻滚……翻滚的风滚草……吉恩·奥特里。

艾瑞克森： 是的，就是那个。他没在翻滚。我询问他的花园——吉恩·奥特里唱到，翻滚的风滚草。

芬克： 这是一首好记的歌。

艾瑞克森： 这不是一首歌——而是一匹别的颜色的马！

被试： 在这里，我正试图把它与……联系起来!？（被试陷入了混乱中。）

芬克： 但我没想起来。

艾瑞克森： 我很肯定他不记得了。你的话本该让他的记忆恢复。但他的记忆并未恢复。所以他没听到你。（被试移向戴伊，离她更近一点儿。）

芬克： 好吧。那怪我。

被试： 她在做什么？

芬克： 她在写信。给一个朋友的。

> **罗西：**（1987年）* 晤谈开始于一段似乎无关的谈话，其中米尔顿·艾瑞克森问芬克医生他是否喜欢吉恩·奥特里（当时一个很受

---

* 这类评论是由罗西在 1987 年写的，用"（1987 年）"标注。

欢迎的牛仔歌手）。

芬克医生很带劲地回答，还带着贫嘴的俏皮话，说到关于马的感觉（horse sense 双关"常识"）和用错误的脚下马（get off on the wrong foot 双关"从开始就错了"）。然后，艾瑞克森通过问了两个毫无逻辑关系的问题——"那和花园有什么关系？"和"你是怎么从翻滚的？想到花园，再联想到吉恩·奥特里的"——从而引入一个联想游戏。

但是，开头文字游戏对被试意识状态作用的结果很明显：她显然被弄糊涂了，却未意识到艾瑞克森正在间接地给她做工作。看上去艾瑞克森好像并没有朝她说话，他知道她在听，但他做得好像只在跟芬克医生交流。

很快，当被试说"在这里，我正试图把它与……联系起来（被试陷入了混乱中）"时，她表露出一种迹象：她试图加入正在围绕着她进行的莫名其妙的联想游戏中。她由此显示她处于混乱中——一种开启催眠的理想状态，因为她的注意力看上去集中于艾瑞克森正在启动的心理动力上，但她需要一个明确的方向，这是她希望从艾瑞克森或者芬克医生那里接收到的。这种澄清的需要表明她现在处于一种反应准备状态，她准备好接受任何具有澄清作用的暗示。艾瑞克森把这把这种反应准备状态看作一种开启催眠治疗性体验的理想预备状态。

1.1　问题、混乱、不知道和非逻辑推论助长催眠诱导的微观心理动力

艾瑞克森：那种棕色是什么色？

　　被试：我不太清楚。我只知道它是棕色。

艾瑞克森：刚才说到什么书房？

　　芬克：明显的棕色的书房。

　　被试：我很高兴我知道那个词是什么。

艾瑞克森： 谁在棕色书房里（in a brown study，双关"沉思"）？

芬克： 我在——一大片，深棕色。

被试： 这意味着什么吗？

艾瑞克森： 不。他只是被话语的声音迷住了。

芬克： 艾瑞克森医生，你会怎么辨别棕色？

艾瑞克森： 在我被正式介绍给他之后，那很容易。

芬克： 那是一种胆汁般的绿。

艾瑞克森： 杰瑞[①]为什么用自动书写挑战你？

被试： 我必须在这里想出个合适的答案。

艾瑞克森： 现在，让我们给杰瑞一些有益的帮助。我的问题是什么来着？

被试： 我不认为我能够帮助他。我迷失在三四层障碍后面。

> **罗西：** 这些段落挺难理解，但有一点是明确的。被试 S 小姐，当她说"**我迷失在三四层障碍后面**"时，她是在再次承认她的混乱。从中，我们看到催眠和暗示微观心理动力典型的五个阶段（Erickson & Rossi. 1976/1980, 1979）开始发生：
>
> （1）她的注意力已被聚焦到你（艾瑞克森）正在诱导的主题上；
>
> （2）她自己的习惯心理定势已被弱化，当她试图尽力理解这些对话时，她陷入了混乱；
>
> （3）在未能清楚意识到的情况下，她正被送到她自己内心的创造性探索中；
>
> （4）这种内部搜索正在激活无意识过程；
>
> （5）这种无意识过程为创造性催眠反应做好准备。
>
> 事实上，正是在这种背景下，通过问"**杰瑞为什么用自动书写挑战你？**"，你提出了催眠工作的第一条暗示线索。被试心存疑惑地回应（"**我必须在这里想出一个合适的答案**"），于是，你马上通过提出另一个不合理推论——关于帮助芬克医生和回答你提的问题，来加

[①] 指杰罗姆·芬克。——译者注

剧她的混乱。

> **艾瑞克森**：投身每种生活，都会有混乱——也会有启迪。

> **罗西**：需要用混乱来打破她的习得性限制，这样，新的东西才能被接收进入意识。在下次晤谈中，你用一系列问话和陈述，引起更进一步的不知道的感觉，来延续这种混乱方式。这种不知道定势开启了内部搜索的无意识过程，它可以唤起自动书写的催眠性反应。

1.2　解迷、拼图和认知过载；激活被试的潜能；"心理游戏"的伦理

> **芬克**：这不是温暖的棕色，是吗？

> **艾瑞克森**：我会给你想要的帮助。所有你要做的就是接受它。那么，帮助来了。圣·彼得应该抓住比目鱼。为什么？

> **戴伊小姐**：我们会让你指出它来。那将给你提供线索。

> **芬克**：你会帮我把两个漏掉的字母填上吗？

> **被试**：那么来吧。这很简单，不是吗？

> **艾瑞克森**：我的错，杰瑞。

> **芬克**：也许它应该是圣·安德鲁。

> **艾瑞克森**：我的错。我会改正它。但如果我现在改正它，那将是严重的泄密。

> **被试**：你会让它继续那样吗？

> **艾瑞克森**：峡谷上面一些可怜的小伙子大声叫着"为什么？"。

> **被试**：现在我也得到了好转。

> **艾瑞克森**：玛丽，如果你正遭受太多的痛苦，我会带你出去到厨房告诉你。

> **芬克**：这就是为什么他是天才，而我不是。

> **戴伊小姐**：这真不可思议，不是吗？

> **芬克**：你愿意回答一个问题吗？

> **艾瑞克森**：愿意。

> **芬克**：你是不是正在给我提供用来拼写单词的字母？

> **艾瑞克森**：我已经回答了你的问题。你问我是不是愿意回答一个问题，而我说"愿意"，你承认吗？

芬克：我承认，只回答两个好了。让我想想，我可以怎样改述？是不是每个单词都是一个字母的线索？

艾瑞克森：你是不是认为，既然我已经回答了一个问题，他正在试图让我再回答另一个？

芬克：嗯！

艾瑞克森：没错。那么，那趟火车晚点多少？

芬克：大约 20 分钟。

艾瑞克森：我以为你会抽不出空来。

芬克：这太简单了！那是不是意味着有什么事情与现在应该被知道的事情有重要关系？

艾瑞克森：天哪！哇！现在回答那一个！

芬克：你来回答。

艾瑞克森：(拿着记录夹) 但正在看着的人是你。

芬克：那个词是*有污点的*（splotchy）。

艾瑞克森：好吧，拿那份记录来做什么呢？

芬克：哦，哎呀！

艾瑞克森：你会如何描述那份记录？

芬克：你的意思是不是要告诉我，我当时所有时间都在试图描绘那个词——

艾瑞克森：我只是在通过那个句子向你描述那份记录的外观，而你仍然在那里，而不是这里。

芬克：不，现在，我就在那里！

艾瑞克森：好的。那么与艾拉·芬克一起要做什么呢？

芬克：我想我们都是哑巴动物。

艾瑞克森：那很简单。

芬克：非常简单。

艾瑞克森：你认为他的推理过程怎么样？

芬克：很精彩。

戴伊小姐：你为什么把 s～t 从 saint 中拿走，而只留下其余的？

芬克： Saint 被简写成 St。

艾瑞克森： 我用圣（St.）·彼得来提醒他这个谜语，而且我用这个提醒开始，又用这个提醒结束，以便在他的思考中把他搞乱。

芬克： 我刚才正在跟随你已经在那里跟随的那种模式。

艾瑞克森： 这里有四件事情。这就是为什么他无法推断出来的原因。如果我只是考虑"圣·彼得的夫人应该抓住比目鱼"，你可能早就明白了。

芬克： 圣·彼得还没有夫人。噢，我！因为如果他有，他将是别的领域的统治者。

戴伊小姐： 你有那方面的证据吗？

芬克： 没有，我根本不希望再进一步纠缠于那句话。

被试： 我仍然想知道那四个字母的详细情况。

艾瑞克森： 君士坦丁堡是一个长单词，你能拼出来吗？"那"意味着什么吗？有四个字母，不是吗？

被试： 太简单了——曾经另有人给你拼出来过。

芬克： 那非常好。

艾瑞克森： 杰瑞，今晚你已经是个非常自愿的工作者了。

被试： 当然，你在开玩笑。

艾瑞克森： 我打赌它并不是那么回事。

被试： 是的，它不是。尽管它是那么复杂。

  罗西：（1987年）在这一部分，混乱的程度和不合理推论简直让人发懵，使人心理混乱的感觉不亚于乒乓球比赛中被推来挡去的乒乓球。在我们观看艾瑞克森来回穿梭于芬克医生和 S 小姐之间时，一种游戏的感觉会被觉察到。艾瑞克森会在精心挑选的时候，告诉人们他在玩心理游戏时刚好用的是什么方式，这是他魅力的一个不小的部分。当他提供这些解释时，在他的脸上通常有一种表情，相当亲切，但又有高度警觉和疑问。像往常一样，他的反应中具有多层含义，他会仔细观察哪个层面正在被被试理解和领会。

  在一个层面，他真的是在玩有趣的心理游戏，以人们通常无法辨识的方式，把他们的联想过程转移开。在另一个层面，这些游戏是场域实验的一种重要形式 *，他在实验中对意识心理的性质和催眠过程进行探索性研究。还有另一个层面，他表面上对他如何操纵被试的联想过程进行精妙解释，也是以一种慷慨的方式对他的催眠治疗技巧进行清晰展现：如果被试希望继续游戏，这时，被试自己的期望和对艾瑞克森的信赖，可以进一步增强在催眠过程中的后续步骤。

这是个有趣的例子，说明我们不断发展的概念：究竟什么可被称为心理游戏的伦理。这个新伦理的基本原则是，被试清楚地知道正在被采用的方式，并已同意，为了预先设定的目标，服从这个过程。

当艾瑞克森描述他是如何"**用这个提醒开始，又用这个提醒结束，以便在他的思考中把他搞乱**"时，他是在阐释我们后来所称的结构性遗忘 **是什么：在开始和结束的提醒之间所浮现的所有联想，往往会落入一种遗忘间隙中，这样，听者的意识思维就会变得混乱，并得到弱化。

当被试用话语"尽管它是那么复杂"来结束这个混乱而吸引人的部分时，她也是在承认她认知超载的状态。这一小节甚至阐释了艾瑞克森在他对谜语、拼图和神秘联想游戏的应用中要达到的那些看似让人烦躁和沉闷的时间长度。他要达到这样的时长，因为他认识到，在激活那些最终做催眠性工作的无意识联结过程时，弄乱被试意识心理过程的重要性。事实上，艾瑞克森反复强调的一点是，正是这种内部激活状态——被试的潜能被激活到治疗工作临界点的状态——才是他催眠治疗方式的理想状态。*** 这个观点与一种依然普遍存在的错误观点形成鲜明对比，后者视催眠为一种平静空虚的状态，在这种状态中，被试变成被动的机器人，乖乖听命于催眠师的暗示和安排。

---

* 见《艾瑞克森催眠文集》第一卷《催眠和暗示的性质》（Erickson，1964/1980）中的"催眠中的"惊奇"和"我的朋友约翰"技术：隐微线索和自然领域实验"。

** 见《艾瑞克森催眠文集》第三卷（Erickson and Rossi，1974/1980）中的"催眠性遗忘的种类"。

*** 见艾瑞克森和罗西 1979 年所写著作的第一章。

1.3 问话、隐含式暗示和疑惑间接引发早年学习定势，以助长自动书写

艾瑞克森： 你的手怎么了？它正好从你腿上抬起来了，已经越来越接近铅笔了。

被试： 在这里，你甚至喘不过气来。

艾瑞克森： 你当然可以。试一下。

被试： 好吧。这样，我拿起了铅笔——这怎么了？昨晚，她让我起床，看着那个闹钟。我对她很生气。

罗西： 当你问她的手怎么了时，实际上正在发生着什么？是不是她的手正好在以一种似乎随机的动作抬起，于是你抓住机会评论，说这种运动可能是一个迹象，表明那只手正在移向铅笔，去做自动书写？

艾瑞克森： 是的。

罗西： 简单地通过提出那个问题，通过暗示她可能不知不觉地做出一种朝向铅笔的无意识的动作，你正在引发一种混乱，这将趋向于弱化她的意识心理，助长这种催眠模式，在这种模式中，她必须只是去等待自动的反应。

马龙·穆尔博士： 让患者感到不解的是，似乎有什么东西，艾瑞克森医生正看到了，而患者却毫无感觉。

罗西： 是的，患者意识心理不能轻易回答的问话，对激活无意识过程是非常有用的。

艾瑞克森： 婴儿时，在听到某种声音的瞬间，你就开始了学习：你很好奇那人在说什么，那是什么意思，等等。

穆尔： 婴儿不断地进行内部探索，以找出人们所说的是什么意思。

罗西： 用这样的问话，你也是正在唤起一种早年定势，它可让人返回婴幼儿期。

1.4　问话引发回忆，期待引发自动反应

艾瑞克森：接下来发生的事情，将会对这个房间之外的事情有参考作用。

　　被试：我该做什么呢？

艾瑞克森：我说了什么？

　　被试：(停顿)这是支很好的铅笔。(寂静)它总是让我吃惊。沉闷的过程，不是吗？

艾瑞克森：好的工作必须慢慢去做。

　　被试：我得请他过来跟监督员(supervisors)谈谈。我知道它会说什么。它会说是的。它太复杂了。所有工作都从中得到了肯定的回答。*(这是指她的自动书写。)*

艾瑞克森：你认为这意味着什么？

　　被试：我拒绝回答。我不认为它意味着什么。

艾瑞克森：你拒绝回答。但你想知道，不是吗？

　　被试：当然。

> **艾瑞克森：**当我说"**接下来发生的事情，将会对这个房间之外的事情有参考作用**"时，我是在唤起她在这个房间里没想起的记忆。
>
> **罗西：**你做那番陈述的真实目的是不是——为了间接唤起与这个房间没有关联的记忆？
>
> **艾瑞克森：**是的。
>
> **罗西：**然后她问，"**我该做什么呢？**"你用激活另一个内部搜索的另一个问题"**我说了什么？**"来回答。这造成了混乱，所以她现在必须问她自己你最初说了什么。是不是也拐弯抹角地形成了对她自己的怀疑，从而进一步弱化她的意识定势？
>
> **艾瑞克森：**嗯哼。
>
> **罗西：**你用有兴趣的期待的态度，非常耐心地观察她的手，等着它做出某些进一步的自发动作。她评论说，这是个"**沉闷的过程**"，但你用事实陈述"**好的工作必须慢慢去做**"来积极强化这个过程。

她对此无法争辩，所以，也就必须接受这个隐含式暗示：她正在做"好的工作"——它很有可能随着自动书写而达到高潮。然后她有些不耐烦地说到，她知道那种工作将以她的手回答"是"而全部结束。你问她那意味着什么，但她扔回一种防御，拒绝回答并否认它意味着什么。你承认她体验的这种真实性，但仍然通过你的问题"你想知道，不是吗？"激发她天生的好奇心。随着她"当然"的回应，她实际上正在转变她以前认为"它（自动书写）并不意味着什么"的态度，并且在这一点上变得非常开放，可以接受新的意义。

艾瑞克森：是的。

1.5 通过问话进一步助长自动书写

[被试以一种缓慢、犹豫、明显具有自动书写特征的方式写出 yes（是）。]

艾瑞克森：我会问你个问题，而你给出你头脑中浮现的第一个答案。那个 yes 是对你已经说过的某些事情的否认吗？

罗西：你真的不知道这个 yes 是对她已经说过的某些事情的否认。你只是在开启另一个内部搜索过程，以进一步促进自动书写。

艾瑞克森：是的。

1.6 意识层面的矛盾和混乱自动加深内部搜索和催眠深度

被试：我会说不是。

艾瑞克森：这次用一个词回答。它是对某些事情的否认吗？

被试：不是。

艾瑞克森：它和你说过的话有关系吗？

被试：是的。那没有什么意义。

艾瑞克森：它是否是在别的地方说的，而不是这里？

被试：不是。

艾瑞克森：它只是在这里说的吗？

被试：是的。

艾瑞克森：只在这里？

被试：不是。

艾瑞克森：她最后一次的"是"和"不是"相互矛盾。

罗西：所以，在这一点上，她的意识心理确实是混乱的。

艾瑞克森：没错！

穆尔：这种混乱加深了她的内心探索，这种探索自动加深了她的催眠状态。

罗西：实际上，在这个部分及随后的部分，你所有的问话和陈述都不能轻易地被她的意识心理回答。催眠模式正在因此被唤起：当她在等待来自她内心正在被激活的无意识搜索和无意识过程的答案时，她的意识心理和意向性有点儿被分流。

艾瑞克森：是的。

1.7 更进一步的矛盾、混乱和意识-无意识双重制约加深催眠；Yes 和 No 的双层反应；催眠模式

艾瑞克森：你刚才一直在说的是真的，还是那种回答能更准确地显示是真的？

被试：是的。但你没法思考什么事。我只是可以选择说 Yes（是）或 No（否）。

艾瑞克森：那与从这儿（*指向被试的肩膀*）向下的疼痛有什么形式的联系吗？

被试：No。

艾瑞克森：它与从这儿向上的疼痛有什么形式的联系吗？

被试：No。

艾瑞克森：你已经忘了什么吗？

被试：Yes。不要问我是什么，我不知道。

艾瑞克森：它与你已经忘了的某些事情有关吗？

被试：Yes。

艾瑞克森：你认为你已经忘了它吗？

被试：No。

艾瑞克森：你已经忘了它吗？

被试：Yes。它没什么意义。

艾瑞克森：没有吗？你想和自己辩论吗？

被试：不是特别想。

艾瑞克森：这不是很有趣吗？

被试：Yes。

艾瑞克森：让我们看看你的答案。它有什么意义吗？

被试：No。

艾瑞克森：看看你的手写的是什么。

被试：它可能会说 Yes。

艾瑞克森：它总是说你不说的事情。

被试：大部分时间是的。我知道它会说什么。

　　艾瑞克森：注意她对我用"你已经忘了什么吗？"开始的问题所给出的这些矛盾性的一系列 yes 和 no 的反应。开始，她回答 yes，然后她回答 yes 来回应我的问题"它与你已经忘了的某些事情有关吗？"。但是当我继续问"你认为你已经忘了它吗？"对，她说 no。然后我坚持问，"你已经忘了它吗？"她说，"Yes。它没什么意义。"她自己正在承认这种矛盾。

　　罗西：她正在否定她自己，是因为她正处在混乱中吗？

　　艾瑞克森：是的。

　　罗西：实际上，当我更为细致地研究这个问题时，看起来好像她的混乱可能与她正陷在意识-无意识双重制约中有关。在这里，她正在对同样的问题，从两个不同的反应系统或层面，也就是意识和无意识，轮流给出 yes 和 no 的回答。她的 yes 的反应可能是她意识心理的反应：她知道她的意识心理已经忘记了某些事情。她对"你认为你已经忘了它吗？"这个问题回答"no"，也许是她无意识心理的回应，她认为她没忘记什么事。

总之，她的混乱、内部搜索和自动书写表明她正在进入不带意识意向的催眠性反应模式中——尽管你没用什么形式化的仪式诱导催眠。

1.8 惊奇的应用以助长内部聚焦和搜索；艾瑞克森式催眠的本质是激发潜能和绕过习得性限制

艾瑞克森：我们可以在那里中断。今晚你会感到惊奇吗？

被试：是的。

艾瑞克森：将由谁来做到呢？

被试：你。

艾瑞克森：我来。

被试：是的。

艾瑞克森：你会帮忙？

被试：是的。

艾瑞克森：还有其他人吗？

被试：芬克医生。

艾瑞克森：你的手怎么说？还有人会帮忙吗？

被试：它可能会说"是的"。

罗西：你又在用惊奇现象来聚焦于内部过程。她认为惊奇将来自外面——来自你或芬克医生。大多数患者向外寻找解决方案，但你通过用一个实际上如假包换的陈述句（"**你会帮忙**"）来问她，暗示它将来自她内部。你通过问她的手会怎么说，试图进一步助长内部聚焦，因为自动书写让她把注意力，从将是她症状解决发生之所的她的内心，聚焦到她的反应上。

艾瑞克森：是的。有些东西，我想从她那里得到。她不知道那是什么，我也不知道它是什么。所以，我让她自己否定自己，并承认还有其他人可能会有帮助。这意味着，无论它来自哪个途径——来自我或来自她——她都会得到信息。换句话说，我正在试图阻止她获得与有意选择的视角有关的信息。我不想她得到信息却假设是芬克医生或我给提供的。

罗西：你正在她内心助长一种一般探索过程，这将由她的意识参考框架来保持公正评估。艾瑞克森式催眠治疗的本质，不是把什么东西放进患者心里，而是在不带有他们自己意识参照框架偏见和习得性限制的情况下，唤起某些东西。这是一个重要问题，因为普通大众以及许多专业人士仍然认为，催眠是用来控制或给人洗脑的，好像他们是无心的机器人。

穆尔：这是错误的观念。

罗西：催眠治疗的本质是引发不带偏见的答案和来自患者内部的潜能。你同意吗？

艾瑞克森：是的！［这时，艾瑞克森说起一个刑事侦查人员，他放弃使用测谎仪来进行谎话侦测，因为用催眠术，经由问（1）涵盖所有可能的反应，（2）引起混乱，和（3）考虑到肯定和否定两种答案的问题，他的工作可以做得更好。］

1.9 开启寻找创伤记忆的间接搜索："不愿意回答"，作为对隐微线索产生无意识反应的艾瑞克森的直觉

艾瑞克森：我们可以在那里中断。我想让你不愿意回答这个问题：关于那些花你有什么不喜欢的吗？

被试：是的。

艾瑞克森：你会写出来吗？

被试：不会。

艾瑞克森：所以，你不会写出来吗？

被试：不会。

艾瑞克森：你肯定吗？

被试：我不应该说是，但是我会说。

艾瑞克森：我要一个承诺。

被试：行，我保证。

艾瑞克森：如果你答应不坐公交车回家的话。你会怎么做？

被试：我想坐公交车回家。

艾瑞克森：但如果你真的答应了，你会怎么做？

被试：我可能会步行。

被试：如果你不得不去市中心，你会怎么做？

被试：乘出租车——或者有轨电车。

艾瑞克森：你为什么更喜欢坐出租车？

被试：我不大喜欢有轨电车。

艾瑞克森：出租车还有什么好处？

被试：它们更快。

艾瑞克森：它们更快，不是吗？它们更快地把你载到那里。所以，经由答应不乘公交车，你真的会更快地赶到市中心，不是吗？好。

被试：这里将有什么事情发生。

艾瑞克森：现在，我要让芬克医生接管。到目前为止，我一直在接管每一件事情。现在，用点儿时间，让我们看看他会做什么。你认为他将会做什么呢？

被试：很难说。

艾瑞克森：可以说吗？

被试：是的。哦，老兄！

  罗西：让她不愿意回答这个关于花的问题的这个奇怪的请求，其目的究竟是什么？

  艾瑞克森：如果她心中有什么她已经压抑下来的事情的话，"花"是一个重要的词。花，一般都是讨人喜欢的。但往往有一些讨人喜欢的事情，而你却不喜欢！

  罗西：我不懂。

  艾瑞克森：我想贝蒂（艾瑞克森的妻子）应该已经忘了，她最爱的狗，罗杰，已经死了。由于她那么喜欢罗杰，但她不喜欢它死。于是她完全忘了罗杰。

罗西：所以，我们不喜欢的事情常常与我们确实喜欢的事情有关。

穆尔：譬如玫瑰上的刺。

罗西：所以你正在引发一种定势，去寻找她不喜欢的东西——某种创伤记忆——那对她来说是重要而珍贵的吗？

艾瑞克森：是的。这是一种方法，可以寻找创伤记忆，而不让她的意识心理知道我在做这件事。

罗西：这是一种搜寻创伤记忆的间接方式吗？！

穆尔：让患者去做所有的工作。

罗西：所以，短语"**不愿意回答**"实际上是一种去搜寻"**被压抑记忆**"的间接暗示。它往往引发我们催眠诱导和暗示微观心理动力范式的第3个阶段——无意识内部搜索阶段。

（1987年）艾瑞克森的全面陈述"**我想让你不愿意回答这个问题：关于那些花你有什么不喜欢的吗？**"，也许是他惊人直觉的一个例证。正如我们在这个案例的最后将看到的，这个被试对花有一种她不自知的恐惧，花与她主要表现出的问题——对水的恐惧有关。

究竟什么是直觉？艾瑞克森把它描述为一种对隐微线索的无意识反应。例如，在这种情况下，我们可以假设，艾瑞克森无意识地从被试身上注意到一种与治疗室中某些花有关的非常微小的负面行为反应。他可能已经注意到她轻微皱了皱眉，避免看那些花，或是可能收紧她的鼻孔阻止花的气味。*然后，在他们两人都还未领会花的深层含义的情况下，用他的陈述或问话，艾瑞克森无意识的、"直觉的"和联结性的心理过程，把被试的这种隐微负面反应带到意识层面。

---

* 催眠诱导中艾瑞克森对隐身线索应用的许多实例，见《艾瑞克森催眠文集》第一卷（1980年）第二章。

（1979年）米尔顿，你真的提前考虑过这一切吗？你有没有提前计划把这个当作揭示创伤记忆的途径？你是不是知道，在这一点上，她的问题的根源实际上是被压抑的创伤记忆？

艾瑞克森：不，我只是在探查。

罗西：但是你怎么知道在这一点上开始探查创伤记忆？芬克医生提前告诉你什么了呢？

艾瑞克森：没有，芬克医生并不知道问题是什么。他只是感觉到她有点儿不对劲。她只是他手下的一个护士，她经常看起来很郁闷。她不是常规的患者。

1.10 允许患者的意识心理去赢得次要的斗争；多层面的反应和含义

芬克：现在，为艾瑞克森医生将要说和做的每一件事，你是不是都准备好了？

被试：不，我要让他保持迷惑。

芬克：你想让他保持迷惑？

被试：是的。

芬克：你想让我保持迷惑吗？

被试：是的。

芬克：你想让你自己保持迷惑吗？

被试：不。

芬克：你现在正在乘坐出租车吗？

被试：是的。我不知道那是什么样的感觉。

罗西：被试似乎已经陷入游戏模式，现在试图通过玩让你保持困惑的游戏，来反败为胜。

艾瑞克森：哦，是的。在这些游戏中，你总是要让患者赢，而且在每一次可能的次要斗争中你都全力以赴。

罗西：最重要的是，芬克医生让她清楚地声明她想要不让自己感到迷惑。换句话说，她想要知道——一直让我们都感到迷惑的每一件事情，无论它是什么。接着她被问了这个在意识层面会是毫无意义的一个问题："**你现在正在坐出租车吗？**"但在无意识层面，关于出租车的这个问题，可能与上一小节对最初创伤性记忆的间接搜索有关。所以，她的无意识会用一个即刻的、清楚的"是"来做回应——意思是：是的，她现在正处于快速移向揭开创伤记忆谜题的过程中。然后，她的意识心理加上一句不着调的圆场的话"**我不知道那是什么样的感觉**"。

这是一个多层语义的精彩演示，你正是用它来实现你的治疗目的。在一个层面上，上述交谈似乎是一种表面化并有点儿重复的交流，用一个看似不经意的、毫无意义的出租车的问题结尾。但在另一个层面，对话的文字内容，其作用如同一种编码，深层含义正在实际地得到处理。这个被试在她最后的陈述中很好地描绘了她正在体验的在她治疗过程中正在发生的意识和无意识认知之间的冲突，她用这种陈述很好地证实了这种多层语义现象。

1.11 混乱助长一种传统催眠的睡眠诱导；隐喻和间接联结聚焦开启关于抑郁的谈话

芬克： 你在思考与伊卡博德·克拉内有关的事情吗？

被试： 没有。

芬克： 那也是一辆出租车吗？

被试： 是的。

芬克： 继续。

被试： 我甚至忘了原来的问题。

芬克： 深深地睡吧。再深，再深，睡得很香。继续睡。你甚至可以闭上眼睛，睡得更深，更深。继续深深地睡。睡得很香，很香，很深，很香。为了让你更深沉地睡去，你可以把所有事情挡在外面，除了艾瑞克森医生和我自己的以及你的声音。更深，一点儿一点儿地更深地睡去。继续深深地睡，睡得很香。轻松地、深深地、香甜地沉睡。睡得更深，更深，更深，并且保护好这种睡眠。就这样以你自己的方式沉睡，这样你就可以完成你想完成的每一件事。安静地沉睡，安心地沉睡，非常放松。深沉、香甜地睡去。建立这种沉睡。继续睡去，睡得越来越深。

艾瑞克森： 一直非常深地睡去。非常深地，很香地睡去。我们将把这只铅笔拿走，这样你就可以睡得更深，感觉更舒服。我们将把这份记录拿走，这样你就可以睡得更香。在持续的沉睡中，你其实有个企图。你将以一种舒服的方式完成这个企图。你会真的睡得很深，这样你便只能听到芬克医生和我。带着这样一种模糊的认知，那就是，一切都很好，会继续很好。这样满意吗？

被试： 是的。

艾瑞克森： 如果我跟芬克医生说话，那不会打扰到你，是吗？

被试： 是的。

罗西： 关于伊卡博德·克拉内的问题，它的意义是什么？

艾瑞克森： 他是一个穿深色衣服的可怕的、压抑的人物。我们为她引入一个可能的策略，让她开口表达她的抑郁。

罗西： 这是一个间接联结聚焦的例子。这时，通过问 **"那也是一辆出租车吗？"**，伊卡博德·克拉内便与出租车的隐喻联结起来。当她回答 **"是"** 的时候，她实际上确认了她正在迅速接近她的问题区域。

艾瑞克森： 是的，这也是一种让她混乱的方式，所以她最终承认 **"我甚至忘了原来的问题"**。

罗西： 当她承认自己已经忘了原来的问题时，她显然处在一种迷惑但反应专注的状态。似乎芬克医生无法抗拒这个机会，突然带着一种初学者的热情投入进去，开始采用有力而直接的传统催眠诱导，直接告诉她去睡觉。这似乎很诡异，在所有前期部分，已经经历了如此精心的准备以激活她的联结过程，而现在却通过公然要求她睡觉去做完全相反的事情。但如果我们承认，你把睡眠只是当成另一种隐喻（和间接暗示），意思是引领意识心理放弃它指导它自己的意图，并给无意识更大的自主权，去表达你已经激活的联结过程，这种诡异就可以理解了。

1.12　隐含式指令和催眠深度的非自主反应信号：用"你会的，不是吗？"弱化阻抗

艾瑞克森： 我认为，若非你从内心里真的感觉，你正睡得令你、芬克医生和我都非常满意，你应该就这样自己继续睡上几分钟。你会的，不是吗？就这样继续睡得很深、很香。当你觉得，你真的睡得很好的时候，你的右手会抬起来让我知道，你的手在抬起，不是吗？

被试： 是的。

> **罗西：** 这里，你用隐含式指令去标志：当"睡得很香"时，右手将抬起。你经常使用一些类似的非自主信号，向自己证明，患者正在对你的暗示进行反应，并为下一步做好准备。当患者承认她"真的睡得很香"时，她实际上是在表明她与你的合作，并且可能已经准备好接受下一个暗示。

> **艾瑞克森：** 是的，这里有个我想出来的、措辞非常仔细的用法："你会的，不是吗？"

> **罗西：** 你为什么要表述得如此谨慎？

> **艾瑞克森：** 我不想让她说不。如果她觉得"不"这个词应该被说出，她就不会说了，因为我已经把它说出来了。我已经把它从她那里带走了。

> **罗西：** 你已经弱化了任何的"不"——任何否定和阻抗——那是她可能一直在与你和与当时你正提供给她的东西的关系中体验到的。在这一点上，你觉得她是个阻抗型被试吗？

> **艾瑞克森：** 不是，但她犹豫不定。

1.13 经由倒序书写和颠倒书写，助长"做心理定势"和新的学习定势：动作隐喻

艾瑞克森： 你想学习如何快速移动你的手吗？我想让你练习自由、轻松、舒服地移动你的手。这很容易，不是吗？那么你来演示给我看，怎样轻松舒服地做另一种手的动作。现在做手指运动。你曾取下过你的戒指吗？现在，保持沉睡，但把它取下，再把它滑回去。不要把它完全取下——只取到半路。现在把它滑回去。现在，你可以自由、轻松、舒服地移动你的双手。现在，另一件事——你可以拿起这只铅笔写下你自己的生日。不写年，只写日子。好的。现在从右往左倒着写。要如此快速地完成，是个相当困难的任务。你经常这样做吗？你还想试试别的吗？

被试： 是的。

艾瑞克森： 看看你能不能上下颠倒着写。那会做得很漂亮，不是吗？这是你第一次尝试吗？你不知道你能做到这样，不是吗？现在我要把铅笔换到你另一只手上，现在倒着写你的生日。很好。你觉得你真的能更快地写出来吗？我会在这里给你点儿帮助。把这支铅笔放到那里，把那支放在那里，现在用双手开始写。做得真是非常不错。当你醒来后，你想看到这个吗？好吧，我们将把这张纸拿掉。顺便说一句，你不知道它是哪一张，因为你的眼睛没睁开。是这样的吗？

被试： 是的。

罗西： 你为什么要让她从事倒序书写和颠倒书写这些特殊任务？

> **艾瑞克森：** 我正在引进一种"做心理定势（do mental set）"。
>
> **罗西：** 一种去做某些不同寻常的事情的心理定势：一种探索性的新的学习定势？
>
> **艾瑞克森：** 是的。你现在试一下。（艾瑞克森指导罗西两手拿着铅笔同时分别向后和向前书写。罗西在领悟中结束了笑声，他觉得

整个事情让人感觉怪异和好奇，想知道接下来会发生什么，并且正感觉到一种需要，想从艾瑞克森那里得到进一步的指导。）

罗西：你正在通过让她产生以完全不同于她习惯书写技巧的方式书写的身体体验，弱化她习惯的心理框架。倒序和颠倒着写实际上是一种动作隐喻，意味着你可以学着以不同的方式思考。这就是患者为什么来寻求治疗——打破他们的习得性限制，并发展新的生活模式。但是，你究竟从哪里想到这个主意，在患者身上发展一种探索性的新的学习定势呢？

艾瑞克森：在小学。

罗西：是因为你曾有过关于你自己的感觉和知觉如何运作的问题吗？

艾瑞克森：部分是。但我也注意到有右利手的小孩，也有左利手的小孩——我对此感到好奇。

1.14 双层沟通：后催眠暗示在处理痛苦过程中产生魔力感、责任感和舒适感；通过结构化的任务重构创伤经验

艾瑞克森：对你来说，醒来之后，因为这一点和不知道哪只手写了哪张纸而感到迷惑，你是不是认为这是一件很好玩的事呢？我们会把它放到这个坐垫后面，对你来说，这将是一项任务，你要记住，你不会让我忘了以后把它拿出来给你。你可以承担这个责任。如果我会忘记，你要确保我能得到提醒，你会吗？现在你睡得很深吗？

被试：是的。

艾瑞克森：如同你当时逆着和颠倒着写"一月（January）"一样，你可以达成你的目的，对你来说，这是不是只是个开始？这真的是项任务，不是吗？在你熟睡中，你确实能比你清醒时明白更多，不是吗？对此你会感到非常舒服，不是吗？对此感觉舒服，这不是让人很愉悦吗？当你醒来时，将对曾经可能让你痛苦的事情，感到非常舒服吗？

艾瑞克森：现在，我把她定向到对她自己的工作成果负责上，那将使她在醒来之后沉浸于苦思冥想之中。

罗西：你正在使用双层沟通：在一个层面上，你在谈论她的书写练习，而在另一个层面上，你在谈论令人沉醉的她的创伤记忆——她现在可以对之负起责任——的恢复。如果有什么遗忘发生，那也将是在你这一方，而不是她那里（"**如果我会忘记，你要确保我会得到提醒**"）。

艾瑞克森：是的。在这一小节我最后的一番话——"**你可以达成你的目的，对你来说，这是不是只是个开始**"和"**对此感觉舒服，这不是让人很愉悦吗？当你醒来时，将对曾经可能让你痛苦的事情，感到非常舒服**"——我是在告诉她，她可以对那些创伤记忆感觉很舒服。

罗西：你正在把创伤，从必须被深藏和忘掉的事情中，重构到可被舒服记起的事情中——就像一种新的书写方式可以被轻松地学会。

1.15　混乱把否定转换成肯定：弱化习得性限制，催眠的微观动力学过程；相对于内容，过程才是艾瑞克森取向的本质

艾瑞克森：现在，你还记得，在你醒来时所写的那个 *yes* 吗？你知道它与什么有关吗？

被试：No。

艾瑞克森：你想猜一猜吗？

被试：No。

艾瑞克森：你说的是 no 吗？

被试：Yes。

艾瑞克森：好吧。我可以告诉你我的想法吗？

被试：Yes。

艾瑞克森：注意这一系列反应，其中两个否定在我说"**你说的是 no 吗？**"时被转换成了 *yes*。

罗西：你其实是带着明确的目的在做这样的事吗？为什么？我

真不敢相信你居然这么做了！我一直跟你学习了七年，现在我才发现，你并不是在用各种各样关于与此类似的案例的牵强附会的事后诸葛亮式的合理化来跟我开玩笑，这令人难以置信。但是，来自三十多年前的证据就摆在我们面前，为什么我还认为它如此令人难以相信？（艾瑞克森和穆尔对罗西的怀疑放声大笑）这确实很难让人相信，因为大多数治疗师仍然聚焦在所说的内容上，而不是，像你在这里所做的，聚焦在对心理动力过程的利用上。看起来，似乎就像是，认为两个否定经由意义转换而变成一个肯定的这种具体思维，可以有你在这里所暗示的多种意义。把这些否定转换成肯定的目的是什么呢？你又在弱化某些消极阻抗还是什么？

艾瑞克森：到下一小节的结尾，你会看到，她怎样正在明白，她不是有意识地明白，而的确是无意识地明白。

罗西：通过把这些否定转换成一种肯定，实际上，你是在做预处理，让她更容易接受吗？这是非常典型的你的方式。患者逐渐承认无意识知道得更多——无意识是症状解决和症状转化之所 (Erickson & Rossi, 1979)。患者的意识定势和习得性限制因此得以弱化，并且内部搜索的微观心理动力和无意识过程开始发挥作用，以助长催眠性反应。

1.16 经由不知不觉的联结过程进行催眠诱导：无意识理解；微妙的、多层的催眠和移情现象

艾瑞克森：当你清醒时，你是否认为你从来没有被催眠过？你是否曾秉持过这种观念？我试着用言语表达我的问题，以便你能无意识地明白。你曾有过那种感觉吗？

被试：Yes。

艾瑞克森：从这儿向上它正在疼痛吗？

被试：Yes。

艾瑞克森：你是有意识地理解吗？

被试：No。

艾瑞克森：你是无意识地理解吗？

被试：Yes。

艾瑞克森：你介意我知道吗？

被试：No。

艾瑞克森：现在我要让芬克医生与你一起工作得多一点。在你面前跟他说话，可以吗？

被试：Yes。

艾瑞克森：让他跟我说话？

被试：Yes。

艾瑞克森：你会听吗？

被试：Yes。

艾瑞克森：你可以听不到吗？

被试：Yes。

艾瑞克森：假设你听，而如果它被证明是无趣的，不必注意。你不必注意，是吗？但如果你想，你可以注意。好吧（对芬克医生）现在，关于重新定向，你心中有什么想法？

芬克：我想到用建立合适的态度来重新定向。

艾瑞克森：（对被试）你知道我们谈论的是什么吗？

被试：Yes。

艾瑞克森：你感觉怎么样？都还好吗？

被试：Yes。

> 罗西：当你问她"当你清醒时，你是否认为你从来没有被催眠过？"时，这里是不是有另外的催眠诱导我没注意到？
>
> 艾瑞克森：好吧，如果她已经在催眠中了，她将是在催眠中。
>
> 罗西：嗯？
>
> 穆尔：当患者已经在催眠中与你相处时，不管是正式的还是非正式的，无论何时，只要他们再与你打交道，他们都会部分地处于催

眠状态。当他们给出这类回答时，这表明他们处于第二或第三层催眠中——你想怎样描述它都行。当它（指催眠）在米尔顿和她之间被诱导过之后，只是呈现这些让人混乱的问题就会再诱发催眠。

罗西：我明白了，只是你不得不用它一直敲打我脑袋！（众人笑）一旦治疗师与患者的催眠反应联结起来，那个治疗师与患者先前的变动催眠状态之间的某种联结就会长久存在。治疗师可以简单地间接再诱导催眠，他用同样的语气、方式、问话主线，等等，经由联结，再引起早先的那种催眠。患者可能会，也可能不会，意识到这些后来的催眠。通常，这些后来的催眠是如此微妙或短暂，以至治疗师和患者可能都完全没有意识到它们，除非他们正在严密监测微催眠的指标。这些微妙的、断续的第二和第三层催眠体验，很有可能是治疗师和患者之间各种被误解的移情和反移情反应的基础——恰恰因为被卷入的无意识。*

1.17 效应桥、解离、解迷和心理游戏开启年龄退行定势

艾瑞克森：我想让你记住，当你第一次给我写"一月"时，你是怎么感觉的。我想让你记得非常生动，如同你现在正在写它。记住它，直到你能感觉到你的双手在书写——直到你确实感觉你的双手在书写。继续如此清晰地感觉它，你知道你在哪里，也知道有很多事情你可以像这样去做。（*被试书写。*）那是一种令人愉快的体验，不是吗？

被试：Yes。

艾瑞克森：用右手和左手上下颠倒地写，这似乎还不只是在写你的生日，是吗？

被试：Yes。

---

* 对我们大多数人未意识到的这些微妙的瞬间催眠的很多反应信号的详细描述，见《日常生活中的变动意识状态——次昼夜节律》，罗西，1986。

艾瑞克森：这好像是一项你刚才正在做的任务。已经有很多事情发生在你的体验中，你可以在那里回顾它们，并当作一项任务去做，不是吗？作为一项必须被完成的任务，我们会看着它，理解它，并且随后读它。这样不可以吗？今晚，我和芬克医生根据我构想的那个句子玩过游戏。解迷是一种很好的游戏，不是吗？在人们自己的经验中有很多的谜，不是吗？我会建议，你可以把它们看成待解的迷题，可以给你带来满意的消遣，然后发现这个迷是多么简单，而解决它是多么地令人满意。**而另一个晚上你忘掉了很多事情。**你忘了 1945 年 3 月，l945 年 2 月，l945 年 1 月，甚至 1944 年 12 月，不是吗？

被试：Yes。

艾瑞克森：你可以再次做到，不是吗？

被试：Yes。

艾瑞克森：你可以做得非常非常彻底，不是吗？甚至想着它，你对它有点模糊，不是吗？这让你想知道我是谁。是这样的吗？

被试：Yes。

> **罗西：**这一小节一开始，你要求她记住，当她第一次给你写"一月"时，她是怎么感觉的。你这是在使用一种效应桥（affect bridge）（Watkins, 1949），延伸最近的记忆，以启动一种利于年龄退行的定势。你经由两手并用上下颠倒地书写开启的解离过程，助长这种年龄退行，如此一来，**"这似乎还不只是在写你的生日，是吗？"**你把它与这一小节开始的解迷和拼图联系起来，把进一步弱化的混乱，连同解决拼图所带来的**"满意的消遣"**（这将是她自身心理动力的一种理解），引入这个情境中。
>
> 当你说，**"而另一个晚上你忘掉了很多事情"**时，你是在暗示，你和她此前已经有过一次会面吗？
>
> **艾瑞克森：**是的。很遗憾，我没有按时间顺序保存那个（完整的记录）。

罗西：那好吧。重要的是要得到一个关于发生了什么的准确记录，以便我们的读者了解到，在此之前，你和这个被试之间有过一次未被记录的会面。因为这个被试并不是一个常规的患者，你第一次见到她时，你可能都不知道你会和她做这样有意义的催眠治疗工作。我们真的很欣慰，你有个速记员从这第二次会面开始与你在一起。

接下来你说"**甚至想着它，你对它有点模糊**"，这进一步弱化她限制性的意识定势，把她推到内部搜索中。你用给她一个相当神秘的暗示"**这让你想知道我是谁**"来结尾，这个暗示加深了内部探索，同时给它一种特定的指导和期望。事实上，你已经为下一小节将发生的第一次年龄退行并引入"二月人"奠定了所有的基础。

第一次晤谈: 第2部分 *

二月人的身份创造

1.18　引入二月人的第一阶段: 年龄退行的心理动力机制

艾瑞克森: 但不知怎的, 你将意识到, 你是安全的, 你是有保护的, 有那么
一个你认识且可以信任的人, 对于他, 你可以认为他将是陪伴你
的人, 你可以与他交谈, 你可以跟他握手。当你还很小的时候,
你就学会了握手。你见到过人们握手, 不是吗? 很难想起是什么
时间, 你第一次看到 (握手) 并明白它是什么。很难想起你第一
次握手的时间。很难想起——第一次完成握手之后的那天。如果
你忘了从你第一次握手开始起, 发生在你身上的大量事情, 你将
真的越来越接近那个记忆, 不是吗? 现在我想让你来猜一猜。你
认为你知道现在正好是几月份吗?

---

* 1945 年第一次晤谈这一部分的在场者: 米尔顿·艾瑞克森医生、杰罗姆·芬克医生、
被试 (也被称为 "S小姐" 和 "简"), 以及被试的朋友 "戴伊小姐"。 1979 年讨论的在场
者: 米尔顿·艾瑞克森医生、欧内斯特·罗西医生、马里恩·穆尔医生、罗伯特·皮尔
森医生和一个身份不明的观察者。

被试：二月（实际是三月。S 小姐已经退行到幼儿早期的一个时间点，正如下一小节将要说明的）。

　　艾瑞克森：关于她第一次握手的简单谈话，即使它还未浮现到意识层面，也为那段记忆开启了一种无意识搜索。这种内部搜索本身助长了我正在建构的年龄退行过程。

　　罗西：然后，你承认"想起你第一次握手的时间"是如何困难。对此，她很可能做出一种内心赞同的反应。她一定也会承认"**很难想起……第一次完成握手之后的那天**"。如此一来，她处在一种很强的是定势中。

　　艾瑞克森：我正在用对早期记忆的那种搜索，为她的年龄退行设置情境。

　　罗西：然后，你为年龄退行加入关键暗示："**如果你忘了从你第一次握手开始起，发生在你身上的大量事情，你将真的越来越接近那个记忆，不是吗？**"这个关键暗示，自然产生于它之前的那些铺垫，并扩展了这种是定势现象。此外，它的内在逻辑无可争辩：实际上她确实变得"越来越接近"那段记忆，因为，从她第一次握手所产生的所有遗忘，实际上都变成了她记忆中的空白点。时间真的被压缩回到较早的年龄层面，她发现自己处于一种年龄退行状态（正如我们将在下一小节中所看到的）。

　　其实，年龄退行的心理动力机制，如同这一小节所演示的，远不只是把被试送入催眠状态并告诉她她处于更年轻的年龄那么简单。你复杂的操作序列某种程度上有如下面这样运行：

　　（1）当你吸引住她的注意，弱化她的习惯心理定势时，催眠微观动力学机制的第一和第二阶段被激活。当她通过完全跟随你的暗示，致使毫无觉察地陷入矛盾中，而显露出极好的反应专注度时，你知道它已经发生了。

　　（2）经由可以打开早期学习定势的令人迷惑的任务，你搭建一个通往早期记忆的效应桥。

（3）你问一些问题：(a) 无法被她的意识心理回答，(b) 把她进一步定向到最早的童年经验和记忆（像是想起她第一次握手）中。

（4）然后就有了这种决定性暗示，你在其中仔细平衡对立过程——那便是我们以前所称的对立面并列（见 Erickson & Rossi, 1979）：你强调从她第一次握手以来她已经忘掉的所有事情，这却反常地让她越来越接近一段早期记忆。在她平衡未稳的心理状态中，你利用她所有的忘记，突然跳开，允许一段早期记忆冒出和年龄退行发生。

如果我们假设有一种控制记忆和遗忘的心理装置，我们可以说你已经发现了激活它的手段。记忆–遗忘过程的心理机制，被激发成一种反应准备的初期状态，并突然沿着你暗示的渠道得以转化。这便是催眠性暗示的本质：被试的习惯心理定势（或习得性限制）得以弱化，这样，特定的心理机制可被激活（一种反应准备的初期状态），并沿着暗示的渠道转化。这是一件更为复杂的事情，其复杂程度远超以往已经被应用的简单的直接暗示。但是，这种直接暗示人人皆知是不可靠的，如此众多的心理学家已经怀疑作为一种真正的催眠现象，年龄退行其有效性如何。虽说你的方式对操作者有着极为严苛的要求，但一旦其他治疗师学会如何应用，它便可以产生更为可靠的效果。

我不知道是不是有什么神经学模式可以用这种工作来帮助我们？你是不是认为卡尔·普里布拉姆的全息取向（Pribram, 1971）会有某些可能性？

艾瑞克森：是的，但我对它了解不多。

1.19 创造二月人身份的第二阶段：为定向患者的年龄退行，治疗师所做的搜索

艾瑞克森： 这是哪一年？ 1929 年 2 月——是这样的吗？

被试： 我不知道（*在这次和下面的回应中，以一种孩子般的声音说话*）。

艾瑞克森： 你不知道。

被试： 是的。

艾瑞克森： 你关心吗？

被试： 不。

艾瑞克森： 你愿意去弄清楚这是哪一年吗？你能写吗？

被试： 不能。

艾瑞克森： 你不能写吗？

被试： 不能。

艾瑞克森： 但是你能说，不能吗？

被试： 能。

艾瑞克森： 但，那是二月吗？

被试： 是的。

艾瑞克森： 你知不知道你是怎么知道这是二月的？

被试： 不知道。

艾瑞克森： 我知道。我知道你是怎么知道那是二月的。我可以告诉你吗？我马上就告诉你，还是等一会儿？你想知道吗？

被试： 是的。

艾瑞克森： 我们在说话，不是吗？你知道我是谁吗？你知道我的声音吗？

被试： 不知道。

艾瑞克森： 如果你睁开眼睛看着我，你会认识我吗？

被试： 我不这么认为。

> **罗西：** 在前期工作的基础上，你猜测她年龄退行到 1929 年 2 月，但她无法证实这一点，因为她被退行到一个她还不会写字的年龄，甚

至还不知道她是如何知道这是二月的。因此，当你为她的年龄退行提供线索时，你就无法控制她选择退行到什么时间。是这样的吗？

艾瑞克森：是的。

罗西：当她否认认识你或能认出你的声音时，她年龄退行的现实就得到了进一步确认。你已经把你身份转换的第一条暗示线索（第1.17节："这让你想知道我是谁"）延伸到消除你真实身份的第一个关键阶段。这种新建立的匿名，虽然脆弱，但它在这一点上给了你足够的空间，开始探索和强化她的年龄退行。

1.20　创建二月人身份的第三阶段：建立一种讨人喜欢的关系；声音动力学，用真实物体和游戏探索年龄退行

艾瑞克森：好吧，这很不错，不是吗？你可以从我的语气中断定，你可能会很喜欢我。现在，我要把你的手放在你的腿上，就像这样。我要放两个东西到那里——一个在小指和这个手指之间，一个在这个手指和这个手指之间。现在，我想让你告诉我，你在你手上所看到的黄色的东西是什么。你将不得不睁开眼睛，不是吗？

被试：是的。

艾瑞克森：睁开眼睛，告诉我你在那里看到的黄色的东西。

被试：（*睁开眼睛*）它看起来像金子。

艾瑞克森：用你的左手指着它。你在那里看到什么了吗？那是什么？

被试：戒指。

艾瑞克森：那里还有什么是黄色的吗？

被试：没有。

艾瑞克森：那里有白银吗？

被试：我无法从黄金中认出白银。

艾瑞克森：这是白银吗？

被试：我认为这是黄金。

艾瑞克森：这个呢？

被试： 这是黄金。

艾瑞克森： 那些东西是什么？

被试： 铅笔。

艾瑞克森： 你怎么知道？

被试： 因为（*更明显的孩子似的声音*）。

艾瑞克森： 你现在知道你是怎么知道这是二月的吗？

被试： 不知道。

艾瑞克森： 你要我告诉你吗？上个月发生了什么事？

被试： 奶奶回家了。

艾瑞克森： 上个月你怎么了？

被试： 我只是待在这里。

艾瑞克森： 但你的生日怎么回事？

被试： 我过生日。

艾瑞克森： 那是上个月，不是吗？你过生日是在几月份？

被试： 一月。

艾瑞克森： 你能很快地把事情弄清楚，不是吗？

被试： 有时能。

> **罗西：** 在这里，你用的是一种温和、和蔼的说话方式，像人们亲切对待孩子时所做的那样。这自然就会增强她已经假定的年龄退行状态。然后，你通过玩一个简单的游戏，把两个物件放到她的手指间，来探索她的年龄退行：一个似乎是戒指，另一个是铅笔。她对你关于那两个物体的简单问题所做的孩子气的回答，确认了她的年龄退行状态的真实性，并建立一种简单的问-答定势，这种定势容许你开始问与她所在年龄段、她的生日和她生活中正在发生的事情有关的更直接的问题。你现在正在探索年龄退行的状态，探寻那些可能需要治疗性干预的童年情境。

> **艾瑞克森：** 是的。

1.21 二月人的第一次"探访"：后催眠暗示建立安全感和轻松感，这是"新"关系的基础

艾瑞克森：我可以拿这个吗？你想猜猜我是谁吗？

被试：我不知道。

艾瑞克森：你猜不到？我可以给你一点儿帮助吗？

被试：你看起来，好像我见过你。

艾瑞克森：你还会再见到我。一次又一次。这是个承诺。某一天你会给我讲个笑话，你会喜欢这样做的。你喜欢讲笑话吗？

被试：我不知道什么笑话。

艾瑞克森：你喜欢笑，不是吗？

被试：嗯。

艾瑞克森：我向你保证，有些时间，从现在开始的很长时间，你会看到我，并会有些很开心的笑声。你相信吗？

被试：嗯。

> **罗西：**在这里，我们看到了，在你为自己创建与 S 小姐有关的新的催眠身份的过程中，你所做的细致工作的高潮。在第一阶段（第 1.18 小节），你建立了一种"**有人将会陪伴你**"的期待；在第二阶段（第 1.19 小节），你为自己建立了一个匿名的身份，它消除被试对你作为艾瑞克森医生的身份认同；在第三阶段（第 1.20 小节）你让她确信，即使她不认识你，也没什么关系，因为"你可以从我的语气中断定，你可能会很喜欢我"。在这一小节，经由问话"**你想猜猜我是谁吗？**""**我可以给你一点儿帮助吗？**"，并且通过声明"**你还会再见到我。一次又一次。这是个承诺。某一天你会给我讲个笑话，你会喜欢这样做的**"，你清楚地确立了你新的治疗角色。
>
> 因此，虽然仍保持一种匿名，你不告诉她你的名字或具体的关系，但你其实给她提供了你与她关系性质的一个清晰的草图。实际上，你正在给她后催眠暗示，设定了你的不断出现会贯穿她在年龄

退行中重温童年时代的整个过程。你会不断出现，这一承诺本身对被试就具有治疗意义，因为她的童年很孤独，当时她父亲因死亡而消失了。你对笑话的顺便提及，也是在暗示，未来你的出现将是有趣和轻松的，这再次与她童年的情绪状态形成鲜明对比。你非常小心，避免对她的童年心理形成大的冲击，你说得——并且以她可以理解的那种语言——正好足以把你的到场确立为可靠的和令人愉快的。当她经由回答她确实相信你对她说过的话来结束这一小节时，你新的治疗性催眠角色便得到了确认，而且有助于进一步发展关系的基础性工作已经清楚到位了。

1.22 处理第一次报告的童年创伤：经由治疗性类比和年龄的相对性，利用隐含式暗示"事情将会改变"

艾瑞克森： 你认为你长大后会是什么样？

被试： 无所谓。嫁个有钱人就行了。这是母亲①说的。

艾瑞克森： 如果你能向前看，并且看到你会是什么样，你是不是认为这会非常有趣呢？

被试： 是的。

艾瑞克森： 你认为你将必须努力工作吗？

被试： 是的。

艾瑞克森： 为什么你认为你将必须努力工作？

被试： 不是每个人都这样吗？

艾瑞克森： 即使你嫁了个有钱人。是的。有什么你不喜欢或不明白的事情吗？

被试： 噢，有很多事情。

艾瑞克森： 那些事情是什么？

被试： 哦，它们实在太多了。

---

① 被试指称父母时分别用 daddy 和 mother，用语的亲昵程度不同，艾瑞克森在后面与被试用同样的词来指称被试父母。——译者注

艾瑞克森：告诉我一件——最麻烦的。

被试：爸爸死的时候去哪儿了？

艾瑞克森：你真的不知道吗？

被试：我不确定。

艾瑞克森：你想确定吗？

被试：是的。

艾瑞克森：现在，一个像你这样的小女孩，必须让它得到解释，这样，你才能明白，是这样的吗？

被试：嗯。

艾瑞克森：当你越长越大的时候，**那种解释不得不被改变**，不是吗，因为你将明白很多不同的事情。那么，你的爸爸，当他死的时候，去了天堂。这就是解释，不是吗？

被试：这就是他们说的。

艾瑞克森：当你还是个非常小的小女孩的时候，你被告知老天爷是一个非常巨大的、善良的老人。是不是？你认为母亲是这样看待老天爷的吗？

被试：不是。

艾瑞克森：她更年长，不是吗？她明白很多事情。小孩子上学，学习一加一等于二，他们认为这很难。当他们学到二加二等于四的时候，这真的很难。你认为对母亲来说这还难吗？

被试：不难。

艾瑞克森：这很容易，因为她懂的很多。小孩说要学会加法一加一很难，你认为他错误了吗？

被试：是的。

艾瑞克森：这没什么错。对孩子来说是难。当母亲说这很容易时，你认为她错了吗？

被试：不。

艾瑞克森：这对母亲来说容易，而对孩子来说难。那么，有人就不得不把爸爸去了天堂这样一个解释给你，而当你越长越大的时候，你会有相同类型的理解，却是一种更大、更好的理解。但它真的将是同样的事情。这是不是回答了你的问题呢？

被试： 是的（有些犹豫地说）。

> **罗西：** 这一小节开始，用了一个定向问题"**你认为你长大后会是什么样？**"，你是在用隐含式暗示再次强化她的年龄退行状态。然后你开始试探可能需要的催眠治疗干预的种类，因为她这个案例的整体目标，是帮助她对拥有孩子感觉良好。关于这一小节中适用于你的取向的孩子的语言概念和基本原理，你有什么要说的吗？

> **艾瑞克森：** 对于孩子，一加一是挺难。二加二更难学。但对母亲来说则不难。当母亲还是一个像你这样的小女孩时，对她来说，曾经也很难。所以，等你长大了，事情将为你发生改变。

> **罗西：** 事情将会变得更容易。所以，你用她孩子时的参考框架可以理解的一种治疗性类比，非常小心地回答她的尖锐问题，"爸爸死的时候去哪里了？"与此同时，用当她长大后"那种解释不得不被改变"这番话，你已经给了她一种间接的治疗性暗示。

1.23 作为每个个体独特学习模式之助长因素的催眠治疗；伯特的自我断奶；童年无法回答的问题；带有无意识的身体知识之隐喻的情感安全：利用取向。

艾瑞克森： 还有没有一些别的问题你想问，或者还有什么非常烦扰你的事情你想说？

被试： 有很多事。

艾瑞克森： 告诉我另一件。

被试： 我并不真的担心它。鸟是怎么知道飞回来的？

艾瑞克森： 因为鸟儿熟悉对它们自己有用的事情。那么，小宝宝怎么知道为什么要吞咽？

被试： 我不知道。他们就这么做了。

艾瑞克森： 当你渴了，你不需要有人向你说明你该喝水了，是吗？这就是你成长的方式。当有东西飞向你的眼睛时，你会闭上眼睛，不是吗？有人告诉过你这样做吗？你自然就学到了。你的头发是怎么学会刚好长在你头顶上的？这就是我们成长的方式。这样的事情挺好。有时你馋肉和土豆，而有时你不想吃肉和土豆。你的胃对你做出过解释吗？

被试：我不知道。

艾瑞克森：当你玩得太久了，你的身体会告诉你什么？去睡觉，不是吗？有人教过你睡觉吗？

被试：没有。

艾瑞克森：我们都是这种方式。这就是鸟儿们知道什么时候回来，什么时候离开，树叶知道什么时候从树上掉下来，什么时候开花。这就是为什么花儿知道什么时候绽放。难道这不是一个很美好的世界吗？

被试：是。

> 艾瑞克森：在这里，我正在回答一些童年时期无法回答的问题。
>
> 罗西：现在，你为什么在做这个？
>
> 艾瑞克森：孩子们有无穷无尽的问题，所以我指出，你的身体会告诉你什么时候生长。有时候它告诉你，你不想吃肉或土豆，但那样你就饿肚子。如此一来，你把你无法回答的问题，转换成了身体的知识。你的头发知道怎样生长。
>
> 罗西：她可以体验到大量情感的安全，因为她知道，即使她的意识心理不知道，她的治疗性问题的答案也可以从她内心产生。
>
> 艾瑞克森：是的，（这方面的一个例子是当）伯特（艾瑞克森的儿子之一）还在吃奶的时候。一天早晨，他饿醒了。我给他准备婴儿配方奶粉，但当我转身去开冰箱门的时候，我听到啪的一声！伯特一直坐在桌前的椅子上看着我。这些婴儿奶瓶不知怎么都掉到了地上，每一个都摔坏了！我拿出一套新的瓶子，又配制了一份奶粉。这次，当我转身去开冰箱门时，我的眼睛一直放在伯特身上，我看到

他小心翼翼地把奶瓶拉向他的椅子边缘，我挡住了（这样，这些瓶子就不会第二次摔下去）。伯特从椅子上下来，走进餐厅，坐在桌旁说，"我饿了。"他已经给他自己断了奶。没有更多的瓶子了！他已经彻底给自己断了奶！

罗西：所以打碎这些瓶子是他的方式！

艾瑞克森：（继续讲其他故事，说他的每个孩子都有自己独特的方式让大人知道他们什么时候断奶。现在皮尔森·罗伯特医生已经加入了这个小组，小组中响起很多笑声。）

皮尔森：我，现在，大男孩！

艾瑞克森：每个孩子都有独特的行为模式。

罗西：每个人都有独特的学习模式。你的催眠治疗旨在引发这些模式，而不是把外来的内容或想法强塞给患者。许多治疗师仍然在使用这种强塞自己观点的传统方式。

穆尔：如果这确实被理解为正确的，它会（在催眠治疗领域）引起一场革命。

罗西：米尔顿，你能不能评论一下这个观点：你的催眠治疗取向——和所有它所利用的间接暗示形式——都旨在唤起每个患者独特的学习过程，而不是强加治疗师的想法，对吗？这是你的利用取向的本质。

艾瑞克森：是的。我怎么知道我的想法会不会有什么效果？

罗西：这是总结你的取向的一种很好的方式：你引发你确信会产生效果的心理过程，因为它们属于患者；你并不强加你自己的想法，因为你无法知道它们会如何影响另一个人。你知道，要把这个理念传达给专业人士还是很难的，因为对患者说"我想让你处理这样那样的事"是再容易不过的了——但这不是你在做的。（一个不明身份的访客现在加入到团体中。）

访客：你不是真的在重新定向这些过程吧？至少有时你希望患者以一种他们以前不曾用过的方式应用他们的过程。我常会假设在这个进程的某个环节，患者会养成一种坏习惯。

罗西：一种习得性限制。

访客：艾瑞克森医生，你重新定向这些过程吗？

艾瑞克森：一旦你（催眠治疗师）引发这些过程，那么患者就可以应用它们。这导致了一种自发的纠正。

穆尔：几年前，当我为我的一位患者扮演八月先生的角色时，所做的就是这个吗？她父亲在她八岁时去世了，所以（在催眠治疗的年龄退行期间）我介绍自己是"八月先生"。八月先生告诉她，她怎样可以梦见他们两人去动物园，去游乐场，去无数个地方；她怎样可以梦见八月先生为她买小东西，为她做些小事情，向她表达关注，这是她作为孩子在她父亲去世后曾经渴望的。但这一切都是她自己的梦想和她自己的想法，是她希望八月先生会与她和为她做的事情。

艾瑞克森：她自己的想法！她父亲去世时，她一定是做了一些那种类型的思考。

穆尔：但是在她的梦中，她还可能做过一些额外的思考，她不再想（有意识地）去面对别的方式。

艾瑞克森：是的。

1.24　助长结束局限性、借口和坏习惯的自然方式；作为无意识工作信号的惊奇和不知道；心理成长的治疗性隐喻

艾瑞克森：还有什么让你感觉很麻烦的事情吗？有什么你害怕的事情吗？

被试：我不想离开。

艾瑞克森：你认为你要去哪里？

被试：我不知道。

艾瑞克森：它让你受惊不小吗？你认为会发生什么呢？

被试：我不知道。

艾瑞克森：我前面告诉了你，我会反复来看你。我遵守我的诺言。所以我要回来。你知道了吗？

被试：是的。

艾瑞克森：我已经告诉过你，我会反复来看你。我一直遵守我的诺言。所以即使你真的走开，你还是会回来。

被试：真的吗？

艾瑞克森：回到你喜欢的和想要的东西那里。无论我们是在这里还是在那里，它都没有一点儿不同，是吗？你认为你还会喜欢另一幢房子吗？

被试：不。

艾瑞克森：你喜欢所有你认识的人吗？

被试：不。

艾瑞克森：你认为你还会喜欢一些其他的人吗？

被试：是的。

艾瑞克森：你认为你现在认识的人够多了吗？

被试：也许。

艾瑞克森：你不认为你可能会喜欢他们中的某些人，超过你对一些人的喜欢，但不超过太多？

被试：我会。

艾瑞克森：我认为这很真实。你喜欢这幢房子。你认为你还会学着喜欢另一幢房子吗？

被试：有可能。我不想这样。

艾瑞克森：你不想吗？我认为，有个你还是小孩子时喜欢的房子，一个你长得更大一些时喜欢的房子，一个你完全长大时喜欢的房子，这非常好。我认为有一个当你老了时你喜欢的房子是很不错的。难道这样不好吗？

被试：我认为挺好。

艾瑞克森：我想那就是将在你身上发生的事情。我希望它会发生。我希望每当你有某些重要的、好的事情时，它们都在你身上发生，这样，你将有很多新的东西——这些东西，你对它们的喜欢，不亚于你对现在你身边的东西的喜欢。所以，你会有很多东西，你现在甚至还不知道，你对它们的喜欢，像你喜欢这幢房子一样多——以一种不同的方式，但你会喜欢它们。这幢房子有它非常特殊的东西是你喜欢的，而且很多其他的东西，也会有它们特殊的东西是你很喜欢的。你能够理解这一点，不是吗？

被试：是的。

> **艾瑞克森：**"我不想离开"，这是什么意思？

> **罗西：**她喜欢待在这里吗？

> **艾瑞克森：**（艾瑞克森讲了个故事，说他的一个女儿在她生日那天很难过，因为她意识到她正在离开童年时代。）"我不想离开"在这种情况下经常被听到，我们的被试不想从这种小女孩时代离开，长大到大女孩时代。

> "我前面告诉了你，我会反复来看你"，这句话是在向她保证，即使她离开（也就是，即使她真的长大了），她仍将有我陪伴。

> 然后，她对我的问题"你认为你还会喜欢一些其他的人吗？"给出的"是"的回应，强化了她的成长：当她长大时，她会喜欢人们。

> **罗西：**（1987年）艾瑞克森结束这一小节，用的是一个治疗性隐喻：人生的每个阶段都有一幢适当的房子（世界观）。作为不得不长大的一种补偿，她"**会有很多东西，你现在甚至还不知道，你对它们的喜欢，像你喜欢这幢房子一样多——以一种不同的方式，但你会喜欢它们**"。这是一种开放式间接暗示：随着她长大，她会因很多她并不知道的事情而变得充实。不知道正被用作一种间接暗示，让无意识独立地去做它的创造性工作，处理她的意识心理已经习得的局限。在以后的生活中，她将不再受她童年局限性的限制。她将摆脱她的习得性限制！

1.25 经由年龄相对性的概念重构恐惧和痛苦：在身体、心理、情感三方面引发对变化这一概念的学习；反应僵化的"自发见诸行动"；与操控相对的心理助长的伦理观；游泳恐惧的第一条线索

艾瑞克森： 你有什么担心吗？你害怕什么吗？

被试： 很多东西。我害怕角落里的那只大狗。我还不怎么喜欢游泳。

艾瑞克森： 那只狗现在多大了？

被试： 我不知道。他①是一只极为巨大的狗。

艾瑞克森： 你认为你长大后会怎样看待那只狗？你会对那只狗做什么？

被试： 我会对他（him）笑一笑。

艾瑞克森： 你还会记得，你曾经害怕过他。但那时你会对他一笑了之，不是吗？

被试： 是的。

艾瑞克森： 害怕他是不是很糟糕？

被试： 我不喜欢被惊吓。

艾瑞克森： 你不喜欢磕到脚趾头。但你是不是认为你应该一直长大却从不磕到脚趾头呢？

被试： 这会很不错。

艾瑞克森： 即使某个牙齿确实受过伤，但当你感到它松动的时候，你还是不高兴吗？

被试： 是的。

艾瑞克森： 因为这意味着那时你正在长大。但是，难道你不认为每个人也都应该磕过自己的脚趾头吗？只有这样，他们才会真的知道它是什么样子的？

被试： 是的。

艾瑞克森： 也许有时你会跟一个小女孩谈论她磕脚趾头的事。你真的想知道

---

① 原文为 him，因此中文译为"他"，下文同。——译者注

被磕的脚趾头是什么感觉。是这样的吗？

被试：是的。

艾瑞克森：我不认为磕到脚趾头有什么好玩。但我很高兴我磕过，因为我知道它受伤多少。当有人谈起时，我知道他们在说什么。你不认为是这样的吗？

被试：是这样的。

艾瑞克森：在成长到她现在的年龄的过程中，她已经明白，她无法逃避她身体未来的变化。小孩子知道他现在太矮了，还够不着桌子顶部，但很快就够高了。孩子已经知道"曾经有个时间我不会爬——有个时间我会爬了；曾经有个时间我不会走——有个时间我会走了"。你在把每件事都与学到的变化的概念联系起来。

罗西：你一直在唤起和强化学到的变化的概念，它来自我们自己自然的生活体验。

艾瑞克森：让它成为一件持续发生的事情。（艾瑞克森现在想起那些青少年的例子，他们需要有人帮助他们学着接受正在他们身体、情感和认知方面持续发生的良好变化这一现实。*）

罗西：学会欣赏我们自己不断变化这一自然属性是心理健康的本质。

艾瑞克森：是的。孩子可以学着认可身体变化的现实，但了解到情感和认知变化的现实却很难——那些太抽象了。

罗西：大多数成年人也并不了解自己的情感和认知的变化。他们生气，所以他们就表现出愤怒；他们沮丧，所以他们被动地表现出抑郁。我们可以说"自发见诸行动"是一种反应僵化的形式：我们不明白我们目前正在体验的状态将会变化，我们不明白如何促进和指导这种变化。除了表现出这种状态，好像它是一种自发的功能一

---

* 这一领域艾瑞克森治疗方式的众多实例，见《艾瑞克森催眠文集》第四卷（1980）第九章《助长新的自我同一性》。

样，还有什么替代可选？

（1987年）在这一小节，艾瑞克森根据他前面（第1.22小节）曾介绍过的年龄相对性的概念，也开启了重构患者恐惧的过程：就像学习加法—加一对孩子来说很难，但对成人很容易一样，"**在角落的大狗**"也是如此，它让孩子感到可怕，让成人感到可笑。同样，他又根据牙齿松动之于成熟的意义和价值（"**这意味着那时你正在长大**"），重构牙齿松动的疼痛；根据磕到脚趾头之于关系和体验的意义或价值（"**也许有时你会跟一个小女孩谈论她磕到脚趾头的事。你真的想知道被磕的脚趾头是什么感觉**"），重构被磕的脚趾头的疼痛。

这种重构看起来可能与前一小节（第1.23小节）相互矛盾，在上一小节，艾瑞克森坚定不疑地唤起患者内部的心理过程，同时却不添加任何新的想法或内容。我们并没要求艾瑞克森澄清这个可能的矛盾。但是，当我1987年反思这个问题时，我可以猜到艾瑞克森可能已经做出的这个重要区分，表明他实际上是在唤起而不是在添加：他是在经由言语表达本已存在但不活跃的（无意识的）想法，唤起患者自身潜在的知识。这从被试对艾瑞克森的"新"想法的反应中得到了确认。在第一次重构中，她自己提供了新的想法（"**我会对他笑一笑**"），去回应艾瑞克森的启发性问题（"**你会对那只狗做什么？**"）。在回应随后艾瑞克森用掉牙和磕脚趾头作比喻的典型的童年经验所进行的两次重构中，被试给出了发自内心的赞同。她当即无条件的几个"是"的回答，表明艾瑞克森的确只是打开了灯的开关，也就是说——他没有插入实际的灯泡。

这给我们带来一个重要的概念区分：一个是不道德的心理操纵技术，如洗脑；一个是合乎道德的心理助长方式，如重构。在不道德的心理操纵技术中，那些异质的甚或对个体有害的想法，通过一些压迫、剥夺或负性刺激的手段强加给个体。然而，在合乎道德的心理助长方式中，那些在个体心中本就存在但无意识的想法，经由可以唤起患者自身潜能增强自我认知和行为选择的治疗性的隐含式暗示，被带入意识中。

1.26 适合于未来治疗性探索的后催眠暗示：游泳恐惧的识别；时间扭曲促进二月人的多次探访

艾瑞克森： 你不喜欢游泳吗？

被试： 是的。

艾瑞克森： 为什么？

被试： 我不知道。

艾瑞克森： 游泳怎么了？

被试： 会淹死人。

艾瑞克森： 你知道有谁淹死了吗？

被试： 不知道，但人们确实会。

艾瑞克森： 你有没有曾经弄得嘴巴进水，鼻子进水？

被试： 很多次。

艾瑞克森： 这把你吓得很厉害吗？

被试： 哦，不算厉害。

艾瑞克森： 改天我再见到你时，我会和你握手——改天再说。你想再见到我吗？

被试： 是的。

艾瑞克森： 我什么时候能再见到你？你的下次生日之后？那会很不错吧？

被试： 是的。

艾瑞克森： 下次我见到你，我想让你多告诉我点儿关于游泳的事，并喜欢它。你能做到吗？

被试： 是的。

艾瑞克森： 下次我见到你，那将是你的下个生日之后。

被试： 但我不会在这里。

艾瑞克森： 无论你在哪里，我都会去看你。这是一个承诺。这样可以吗？你认为我能遵守这个承诺吗？也许你应该闭上眼睛，休息一下。下次我见到你，我会再次与你握手。

罗西：这是你接近她游泳恐惧的第一条途径，这将成为未来晤谈中重要的治疗关注点。在这一点上，你感觉到它的重要性，所以为了将来与二月人相会，让她告诉你更多关于它的事情，你小心地给她一个后催眠暗示，"**下次我见到你，我想让你多告诉我点儿关于游泳的事，并喜欢它**"。关于你在这方面的准备，你还有什么要说的吗？这仍然是你作为二月人与她的第一次相遇，这开始于大约五个小节之前（第1.21小节），并且在这一次的催眠治疗性晤谈中，你将有很多二月人与她的"会面"。

艾瑞克森：跟她握手是暗示线索。

罗西：握手成了一种线索，暗示她在她后来的年龄（"**在你下次生日之后？**"）有另一次与二月人的会面。每次你与她握手，实际上，你都是在进行另外一次二月人的探访——另外一次小型治疗性相遇——这样你可以把很多治疗性探访压缩到一次催眠治疗性晤谈中。在实际的时间中，这些探访只相隔一两个片刻，但在她主观的催眠时间中，你每次的探访之间可以有数周、数月或数年的间隔。

艾瑞克森：是的。

芬克：（这个评论发生在芬克医生复看这整个手稿时的1987年。）我想说的第一点是，这不仅仅是对游泳的恐惧——那远没有那么重要。事实上，这是对一般意义上的水的恐惧。有时，这个女孩不能采取淋浴或盆浴，有好几年只能采用海绵擦洗！当她在汽车里从桥上越过一定跨度的水时，她会因害怕而陷入瘫痪！

1.27　二月人的第二次"探访"：确认第一次"探访"为一段过往的催眠记忆；确认重构的成功；被试自己的联结过程才是二月人身份的创造者

艾瑞克森：（与被试握手）哈喽。我不知道你是不是还记得我？

被试：记得。

艾瑞克森：你记得我吗？我以前什么时候见过你？

被试：记得。很久以前了。

艾瑞克森：你还记得什么时候吗？

被试：是的。

艾瑞克森：那是什么时候？

被试：二月——我的生日之后。

艾瑞克森：现在是什么时候？

被试：二月。

艾瑞克森：我会总是在二月来吗？

被试：也许。

艾瑞克森：我不会感到惊讶。我们有过一次很不错的会面，你还记得它，不是吗？

被试：是的。

艾瑞克森：你认为我们的会面怎么样？

被试：很不错。

艾瑞克森：你认为，这次我们还会有另一次不错的会面吗？

被试：是的。

艾瑞克森：那只狗怎么样了？

被试：我不知道。

艾瑞克森：我想，毕竟，他是只好狗。但是你不喜欢他，是吗？

被试：改天，我要回去踢他。

罗西：（1987年）艾瑞克森给出握手的暗示线索，并启动二月人的第二次探访。作为一种重建他与她融洽关系的手段，他问她是否还记得他。既然她确实记得"很久以前"见过他，这样，她就确认了第一次探访已经被确立为她过去的催眠记忆这一事实。注意艾瑞克森已经多么顺利、多么巧妙、多么间接地建立了这种"过去的记忆"。他没有给任何直接的催眠命令，如"小女孩，这是第二次，我正在与你见面。现在是二月，是我第一次见你之后的一年，当时我第一次作为二月人与你建立关系。你现在正拥有在你心里已建立起来的治疗性记忆,它会在你醒来时像真实记忆一样发挥作用"。

恰恰相反!艾瑞克森从来没把自己称为二月人。他只是为了与她未来时间的会面,给出后催眠暗示和线索。然后,被试自己的联结过程接管和"决定":下一次见面将开始于一年后的二月,因为这显然是她所需要的。决定见面将在二月的人是被试,因此,给艾瑞克森赋予二月人身份的人也是被试。

第一次探访提供了什么治疗性的价值吗?注意艾瑞克森是如何通过只是简单地问她他们在第一次见面时讨论到的那只让人害怕的狗,来巧妙地测试这个问题。现在她说,"改天,我要回去踢他。"这意味着艾瑞克森两个小节之前(第1.25小节)所建立起来的暗示她今后会摆脱对狗的恐惧的重构,正在开始发挥效应。她现在做了一番无意识的评述,表明她正在获得足够的自我力量,去认识到她的确将有能力"**改天踢他**"。这样便确认了借以通过她"过去的"记忆去利用暗示的这个自发的和适当的过程。艾瑞克森用一个问题进入下一小节,这个问题开启了进一步的探索——一种探索,它在确定她和他下次将谈论什么的过程中,将由她的联结过程再次独自引领。

1.28 打开被压抑的差点儿意外淹死的创伤记忆:与传统宣泄疗法相反,在对创伤内容初期的探索中分离想法、感觉和做法

艾瑞克森:我们还可以谈点儿什么呢?

被试:你喜欢卡普兰吗?

艾瑞克森:卡普兰是什么?

被试:一个城镇。你不知道它是什么吗?它不怎么样。

艾瑞克森:为什么?

被试:我不喜欢它。

艾瑞克森:你已经长大了很多,不是吗?

被试:一点点。

艾瑞克森:现在,你是否做了什么不同于我最后一次见你时所做的事情?

被试： 是的。

艾瑞克森： 你现在做了什么？

被试： 我会写字了。我会写印刷体，那几乎是书法。

艾瑞克森： 这真是一种很好的学习如何写字的方式。还有别的吗？你能告诉我我们在哪里吗？

被试： 卡普兰。我不喜欢它。它太小了。

艾瑞克森： 你认为你会一直待在这里吗？

被试： 嗯！

艾瑞克森： 你认为我们会再见面吗？

被试： 哦，我不知道。

艾瑞克森： 我们应该谈些什么吗？

被试： 游泳。

艾瑞克森： 游泳怎么了？

被试： 你以前问过我为什么不喜欢去游泳。我想起一件事。有一次我妹妹海伦掉到一个浴盆里，她全身发青。我把她推进去的——我当时正试图抱她。

艾瑞克森： 海伦现在怎样了？

被试： 她现在都好。

艾瑞克森： 你究竟有没有弄明白你真的对她做了什么？这是怎么回事？

被试： 没什么。

艾瑞克森： 你被骂了吗？

被试： 没有。

艾瑞克森： 你感觉很严重吗？

被试： 我哭了。

艾瑞克森： 哭得很厉害？

被试： 是的。

艾瑞克森： 你打算怎么做呢？

被试： 如果不是你让我去想，我就不会想到它。

艾瑞克森：现在你真的很高兴告诉了我，不是吗？你做那件事的时候多大？

被试：大约三岁。我可能已经四岁了——我不记得了。

艾瑞克森：那时你喜欢海伦吗？

被试：我认为我喜欢。

艾瑞克森：她被做了什么？

被试：母亲就抱起了她，拍打她的后背。

艾瑞克森：这伤害她了吗？

被试：没有。

艾瑞克森：她为什么拍打她？

被试：想让她呼吸，我猜。

艾瑞克森：海伦喉咙呛水吗？

被试：是的。她咳嗽。她咳嗽得厉害。

艾瑞克森：你有没有吃过什么让你窒息和咳嗽的东西？

被试：吃过。

艾瑞克森：那太糟了，不是吗？这让人很不舒服。

被试：还是脏旧的水。

罗西：（1987年）艾瑞克森用开放式问话"**我们还可以谈点儿什么呢？**"开始这一小节。他被回以一连串的联想，它们导致了一段被压抑的创伤记忆的恢复，知道了被试在三四岁的时候，是如何差点儿意外淹死她的妹妹的。艾瑞克森通过这个微妙的测试问题"**我们应该谈些什么吗？**"，碰巧打开了这段记忆。这是一个巧妙的测试，可以了解到，两个小节之前，他的后催眠暗示确立得怎么样。在那一小节（第1.26小节）艾瑞克森说，"**下次我见到你，我想让你多告诉我一点关于游泳的事，并喜欢它。**"

在这一小节，被试用差点儿淹死她妹妹这段回忆，来回应先前的暗示。为什么这个被试没有像患者回忆起创伤性的过往记忆时通常的情形那样，表现出很多的情绪、眼泪和痛苦？注意艾瑞克森的暗示的最后一部分："并喜欢它"。喜欢它意味着她将不必经历通常与创伤性记忆密切联系的痛苦感受。她可以以一种就事论事的方式，只是回忆事件，而没有情绪的扭曲影响。

这有别于在整体情形被理解之前就急于进行情感宣泄的传统心理治疗方式，这是一种完全不同的取向。在其整个职业生涯中，艾瑞克森陶醉于他所称的想法、感觉和做法的分离或解离*这种方式中，由此，患者可以从容地接受对被压抑的创伤情境（想法）的洞见，而不受伴随着它（感觉和做法）的感情因素的干扰。这样，在后面的时间，从认知和洞见这种安全的基础出发，患者可以经受适当的宣泄——正如我们在这个案例稍后部分将看到的。

1.29 玫瑰花-刺的治疗性隐喻：错误是成长和学习的一个自然部分；问话、将肯定和否定并置、将对立面并列，以唤起患者自己重构过程中的相关事情

艾瑞克森： 你认为那（咳嗽）会对海伦有什么坏的影响吗？

被试： 没有。

艾瑞克森： 听到她咳嗽真的很不错。

被试： 她还哭了。

艾瑞克森： 这件事发生，你认为很坏吗？

被试： 是的。

艾瑞克森： 如果我说这不坏，你会说什么？

被试： 她全身发青。

艾瑞克森： 我认为有些事你不明白。你又磕过脚趾吗？

被试： 是的。

艾瑞克森： 你非常介意了吗？

被试： 没有。

---

* 对这种类僵的详细分析，见《一个意念动力运动和类僵的听觉-视觉范例：助长催眠诱导的反转定势》（艾瑞克森和罗西）。

艾瑞克森： 你认为你长大后会犯什么错误吗？你准备怎样对待那些错误？从它们那里学习？

被试： 有那么点儿——而且忘掉它们。

艾瑞克森： 你有没有摘过一朵漂亮的紫花，并发现上面有刺呢？

被试： 我摘过。

艾瑞克森： 那是什么花呀？

被试： 玫瑰。

艾瑞克森： 以那种方式认识到玫瑰有刺挺可怕。但你从中学到了什么，你不高兴吗？有些时候，你可能会被刺扎得很厉害。你并没有试图损害玫瑰，是吗？你只是喜欢它，并摘了它。关于它，你认为你真的学到了一些不错的东西吗？当你把她推到水里的时候，你是不是认为你学到了某些关于你和海伦的不错的东西？

> *罗西：你的第一条治疗途径是用简单的隐喻重构创伤：被试因对她妹妹犯下的"错误"要承担的责任，不比她摘玫瑰被刺扎伤自然犯下的错误要承担的大。你并不试图直接说服她她没做"坏"事，相反，你采用一个隐喻，它既传达出免除责任（"**你并没有试图去损害玫瑰，是吗？你只是喜欢它，并摘了它。**"）又传达出积极的学习经验（"**关于它，你认为你真的学到了一些不错的东西吗？**"）。*
>
> *玫瑰-刺的治疗性隐喻，为从痛苦的体验中学到积极的东西，开启了一种是定势。这是一种非常典型的自然主义的学习方式——我们都有过无数经由某种痛苦体验学到某些重要而美好事情的经验。玫瑰-刺的隐喻往往可以为我们全都已经从日常生活中"顺便"学会的再学习（deutero-learning）（Bateson, 1979）引发一种是定势。*
>
> *然后，在隐喻中，你直接把她的创伤与问题"**当你把她推到水里的时候，你是不是认为你学到了某些关于你和海伦的不错的东西？**"绑定到一起，但是，却是以这样一种方式：她自己的无意识心理过程被激活，去搜寻它们自己重构过程中的相关事情。这种激活，部分会借由你随着对创伤事件"当你把她推到水里"的公然声明，巧妙地*

并列学习"某些关于你和海伦的不错的东西"的积极愉悦的体验而发生。这种并列充当了一个新的联结桥梁，去弱化她生活中对意外事件所做的一无是处的全坏解释。然而，正如我们在下一小节将看到的那样，在导致其成为一种心理创伤的这起事故中，有更多的心理动力在发挥作用。

艾瑞克森：（点头表示是的。）

罗西：你经常使用这些看似简单的可以在孩子自己的体验层面被很容易理解到的隐喻。如果这些隐喻不够充分，你就知道在这个情境中有更多的东西。

1.30 经由治疗性类比和非正式的推论重构创伤

被试：我不该把她抱起来。

艾瑞克森：你学到了一些东西，不是吗？假设你是等到她更大更沉才试图去抱她，那么就会把她扔掉，让她伤得更重。那会比你把她推到浴盆里更糟。

被试：她全身发青。

艾瑞克森：你认为那种青是什么？

被试：她快要死了。

艾瑞克森：你曾在水里待过太长时间吗？

被试：是的。

艾瑞克森：直到你牙齿打颤？那时你看起来怎么样？

被试：发青。

艾瑞克森：你认为你快要死了吗？

被试：没有。

艾瑞克森：你是不是认为海伦快要死的时候身体就会发青？

被试：但她咳嗽。母亲非常害怕。

艾瑞克森：你有没有咳嗽过？

被试：有过。

艾瑞克森： 你快要死了吗？

被试： 没有。

艾瑞克森： 所以发青和咳嗽并不意味着死亡，是吗？你认为知道这一点是件好事吗？你认为你应该记得吗？

被试： 是的。

罗西： 现在，在进一步重构她对差点儿淹死妹妹这一事故的认知中，你应用治疗性类比。但她还不满意。在下一小节，她透露了为什么这个简单的事故对她来说被阐发成了这样一种心理创伤。

芬克： （1987年）在我看来，在这种像等式一样的恐惧症中有很多因素——这多少可能是精神分析的一种解释。首先，在被试和她妹妹之间有一种强烈的同胞之争。她把妹妹推进他们用来洗澡的3号大浴盆中，这不是什么意外。被试把妹妹推进去，这个婴儿变得全身发青，并且咳嗽，差点儿被淹死。这可能不准确，但正如我的记忆告诉我的一样，因这件事，她母亲对她非常严苛。

然后，另一事件发生在这个被试的父亲身上，他后来被发现有结核病。他去游泳（可能是在密歇根湖，那里刺骨的凉），他咳嗽，全身发青。在接下来的大约六个或八个月的时间里，他死了，所以她在无意识中形成一个等式：水等于咳嗽、发青和死亡。由此，她产生了一种恐惧，害怕所有的水，正如我所说的，她既不能淋浴也不能盆浴，只能用海绵擦澡。

1.31 用俗语和治疗性类比重构可能发生的母爱缺失；催眠能减少大脑两半球间的冲突吗？

艾瑞克森： 还有什么我们应该谈到的事情吗？

被试： 是的。你认为母亲爱我们吗？

艾瑞克森： 现在，假设你告诉我你真正的想法会怎么样？

被试： 我不知道。

艾瑞克森： 因为你可以很轻松地跟我交谈，不是吗？而且非常诚实。对于这个问题——你母亲是不是真的爱你，你知道你已经真的告诉我答案了吗？当她在拍打海伦后背的时候，你母亲是什么感觉呢？

被试：她怕得要命。

艾瑞克森：那么，如果你看到那只讨厌的老狗在颤抖，喘不过气来，在咳嗽，你会怎么做？

被试：赶紧跑开。

艾瑞克森：你会感到非常害怕和伤心吗？

被试：不会。

艾瑞克森：但是你母亲感到害怕和伤心，不是吗？

被试：是的。

艾瑞克森：她喜欢海伦，这一点你肯定。好吧，你知道你会对那只狗有什么感觉。如果你喜欢那只狗，你就会不想让他咳嗽。海伦冻得全身发青，你开心吗？

被试：不开心。

艾瑞克森：你也害怕了吗？

被试：是的。

艾瑞克森：你母亲曾因为你而感到过害怕吗？

被试：我不这么认为。

艾瑞克森：你不这么认为。也许你会想起什么事来。

被试：她让我们穿上雨鞋。

艾瑞克森：她为什么让你们穿上雨鞋？这样，你们就不会咳嗽——这样，你们就不会感冒。她为什么不想让你们生病？

被试：我们会上不了学。

艾瑞克森：为什么去上学？

被试：我们会懂事。

艾瑞克森：你有没有在乎过狗是不是懂事？你在乎他是不是知道什么窍门吗？

被试：不。

艾瑞克森：你不在乎，因为你不喜欢他。你母亲为什么要你去上学，去学习知识？

被试：她喜欢我们。

艾瑞克森：你对此确信吗？

被试：是的。

艾瑞克森：那么，还有什么别的事情要说吗？

被试：我不这么认为。

艾瑞克森：我还会再回来看你。你想让我来吗？你认为二月会是个好时机吗？明年二月？那么，让我们看看。去年二月我和你谈过，今年也谈过。我不知道明年二月你是不是会告诉我更多一些事情。这一次你告诉我你想到一些你曾忘记了的事情。明年二月你会想起一些别的事情吗？你绝不会知道，除非到了明年二月。是这样吗？这是我们已有过的一次很不错的见面。看到你长这么大，我很高兴。

被试：我长得所有衣服都穿不下了。

艾瑞克森：我想你该累了。你休息一会儿吧。你现在可以去睡上一会儿。

> **艾瑞克森：**在这里，我们看到了成人行为和孩子行为的区别。

> **罗西：**你是在区分它们吗？为什么？

> **艾瑞克森：**因为她母亲做的是对的，而她的（孩子式的）理解是错的。

> **罗西：**我想说的是，你重构可能发生的母爱缺失。你会说这就是你在做的吗？

> **艾瑞克森：**（点头表示是）我假设可能发生的母爱缺失是孩子的一种误解。

> **罗西：**从这一小节中，我们可以推断，她母爱缺失的早期知觉，可能是从妹妹差点儿淹死事件中暴露出来的长久心理创伤的真正来源。你非常小心地运用治疗性类比，在她的小孩子参考框架中，努力重构这种母爱缺失的早期体验。你在最后对她正在成长的强调，让这一小节结束在一种积极的调子上，而她对她的衣服都穿不下了的

承认则是一个迹象，表明她正在跟随你的暗示——并满怀希望地接受了你的治疗性类比。是不是，在你看来，正是这种治疗性变化的基础，最终将导致她创伤的解决和游泳恐惧症的"治愈"？

艾瑞克森：你领悟到了。俗话说，事在人为，事随人变。

罗西：我明白了。正是你以俗语形式所提供的这些治疗性类比，形成了重构她的参考框架和治愈她的恐惧症的基础吗？

艾瑞克森：是的！

罗西：你把俗语当作一种粘合它的手段来用吗？

艾瑞克森：俗语是你与孩子共同享有的语言。

皮尔森：这就是为什么教孩子语法，随后教成形的英语，这样更难的原因。

罗西：我猜，俗语也是迎合了右脑的喜好。

艾瑞克森：（这时，艾瑞克森讲了几个故事，说到他的孩子们对于长大的概念。有一天，当家人去游泳时，他的小儿子对一个大些的儿子说，"哇，伯特，你长大了。"伯特回答到，"年龄正在长阴毛。"）

皮尔森：我很感兴趣的是，催眠的主要特点可能是，它阻止了左右两个脑半球之间的"争论"——这本身便是一种隐喻。在催眠中，一个脑半球不能对另一个说不。这减少了来自两个半球来回斗争的焦虑，否则，斗争双方会对彼此说，"从那个观点看你是疯了"。催眠有助于沟通，让双方认识到，每一个观点都有其对的地方。

罗西：催眠允许每个脑半球有它自己适当的功能范围，而不受另一个脑半球的干扰。因为催眠的解离减少了两半球之间的争执或冲突，每个半球的见解都可被适当地加以利用。这会是个有趣的假说，有待于进行试验性的测试。

1.32 二月人的第三次"探访"：经由问题、双关、笑话和遗忘，巩固催眠性现实和治疗性参考框架：创造催眠性现实

艾瑞克森：（*短暂停顿之后，艾瑞克森给出这次晤谈中二月人第三次探访的握手提示。*）哈喽。

被试：你好吗？

艾瑞克森：我很好。你呢？

被试：挺好。

艾瑞克森：我应该注意到你什么呢？

被试：我已经长大了很多。

艾瑞克森：你对此感到遗憾吗？

被试：不。

艾瑞克森：长大真是太有趣了，不是吗？我们这是在哪里？

被试：在昆比叔叔家。

艾瑞克森：我是谁？

被试：我不知道，但我见过你。

艾瑞克森：你什么时候见过我？

被试：在二月。

艾瑞克森：在那之前你还见过我吗？

被试：是的，几个月之前。

艾瑞克森：你要怎么称呼我呢？二月人吗？

被试：当然。

艾瑞克森：这会提醒你些什么吗？还记得很久以前，我告诉过你，我会再来看你吗？

被试：我记得。

艾瑞克森：那是什么——你会再次见到我，跟我握手——

被试：我可以和你说话。

艾瑞克森：甚至和我一起大笑。我是二月人！

被试：虽然这样，这还不算一个真正的笑话。

艾瑞克森：但你笑了。那是一种真正的笑。你有什么好的笑话吗？

被试：你知道埃迪怎么称呼他的汽车？水坑（puddle）跳跃者，因为它正好落在所有水坑的中间！

艾瑞克森：瓢泼大雨的时候，他的汽车正好跳进一只狮子狗（poodle）中间吗？你看见过狮子狗吗？

被试：你的意思是水坑（*puddle*）还是狮子狗（*poodle*）？

艾瑞克森：**这次我们会聊点儿什么呢？**聊你是怎么成长的，还是别的什么事情？

被试：别的事情。每个人都成长。

艾瑞克森：我不成长了。

被试：但你长大了。

艾瑞克森：我们可以谈点什么呢？

被试：你想谈什么？

艾瑞克森：任何能让你快乐和理解的事情。你认为吸烟怎么样？你认为你将来会吸烟吗？

被试：不。玛丽阿姨说这很可怕（terrible）。

艾瑞克森：我认为吸烟极（terribly）好。你现在多大了？

被试：8岁。

艾瑞克森：我们可以聊点什么呢？

被试：好吧，学校差不多都一样。你知道什么吗？昆比叔叔和玛丽阿姨照看每个人的孩子。为什么他们这么喜欢孩子，他们却没有自己的孩子？他们都是照看别人的。

艾瑞克森：有些人并不总是能够得到他们在这个世界上非常想要的东西。聪明的人，是力图做能帮助他们从拥有那些他们会喜欢的东西中得到幸福的事情的人。你的阿姨和叔叔喜欢孩子，不是吗，但他们没有自己的孩子。然而，有多少孩子将来会有很多关于他们两人的幸福回忆呢？

被试：我明白了。

艾瑞克森：这不是很好吗？——有些东西每个人都会喜欢拥有——孩子，他们带着与他们两人有关的幸福记忆长大。所以，你能肯定地说他们没有孩子吗？他们以一种特殊的方式拥有孩子。难道不是吗？那些孩子所拥有的记忆都将是幸福的记忆。

艾瑞克森：注意这种照看，我正在用它建立起我作为二月人与她正在进行的会面。她现在在昆比叔叔家看到我，时间已经过去，所以她长大了一些。然后，有一个孩子式的笑话，说的是埃迪的汽车"水坑跳跃者"，还有我的狮子狗-水坑的双关——在孩子层面上的一种双关。

罗西：为什么？

艾瑞克森：目的是建立二月人与小女孩在交谈的现实。

罗西：对。你正在容许这种心理定势——她与二月人关系的催眠性现实——被建立起来。在这里又加上个双关有什么其他原因吗？

艾瑞克森：（打了个比方，说到受到电话铃声打扰，在我们应答之前忘了我们正在做什么。）

罗西：所以，你是在让她分心，产生一种遗忘吗？为什么？

艾瑞克森：清空她的大脑！

罗西：哦，这样你可以有一个清新的场，随着你下个问题**"这次我们会聊点儿什么呢？"**去继续做别的事情。

艾瑞克森：是的。

罗西：在这第三次探访中，你像往常一样开始，把她定向到她的催眠现实中。然后，经由问话，你把它绑定到她以前催眠的主题事情上，这些问话①确认她的不断"长大"；②确认和巩固你作为二月人的身份；③请她讲个笑话，先前在第1.21小节告诉过她她会给你讲个笑话。你用这种方式，在她与二月人的多次会面之间建立连续性，你在每次催眠-探访体验之间建立一种稳定的"催眠性现实"，或者一种全包含的治疗性参考框架。你正在创造一种催眠性现实，它将成为——

> 艾瑞克森：——一种对生活的基本态度。

> 罗西：对！它将成为她无意识记忆系统的一部分。在另一层面，实际上，经由你对昆比叔叔和玛丽阿姨没有自己的孩子这一现状的重新解读，你强化了拥有幸福记忆的重要性这一理念。对她来说，你作为二月人在给被试带来的幸福记忆，将是温暖的和具有支持性的，正如昆比叔叔和玛丽阿姨给他们照看的孩子们所带来的温暖和支持一样。然后，这些记忆将成为未来她在哺育自己的孩子时，她的自尊和自信的基础。

> 艾瑞克森：嗯哼。

1.33 自发的年龄退行和创伤性的游泳课的再体验：自发见诸行动和意念动力反应是右脑的反应？

艾瑞克森：有什么事让你烦恼或困扰吗？

> 被试：我从来见不到母亲。

艾瑞克森：这困扰你吗？

> 被试：没有。

艾瑞克森：有什么与此有关的事情你想告诉我吗？

> 被试：她从不到这里来。她在工作。

艾瑞克森：她在为谁工作？

> 被试：我不知道。

艾瑞克森：她为什么要工作？

> 被试：为了钱。

艾瑞克森：为谁？

> 被试：我猜，为我们。

艾瑞克森：你要再多想想吗？你再想想，告诉我她想要那些钱是为了谁。

> 被试：海伦和我，还有她自己。

艾瑞克森：她必须照顾好自己，她才能照顾好你们。难道你不乐意有一位喜欢工作从而能照顾好她的孩子的母亲吗？

被试：我希望她不工作。

艾瑞克森：有些成年人不喜欢工作吗？

被试：我认为他们喜欢。

艾瑞克森：还有什么事烦扰你吗？

被试：没有了。

艾瑞克森：那条老狗怎么样了？

被试：也许他刚刚蜷缩着死了。

艾瑞克森：游泳呢？

被试：我还没游过。才不长的时间。没有人会很经常地去，我不喜欢去。我不那么喜欢水。

艾瑞克森：你能告诉我为什么吗？（停顿）你能告诉我为什么吗？

被试：它让人感觉不太好。

艾瑞克森：它以什么方式让你感觉不好？

被试：我总是想到淹死。

艾瑞克森：你还能想起你第一次想到淹死的时候吗？

被试：当海伦全身发青时。

艾瑞克森：关于这个，你打算做点儿什么？

被试：待在远离水的地方。

艾瑞克森：你想学游泳吗？

被试：是的。

艾瑞克森：你认为改天你可以去学游泳吗？

被试：嗯。

艾瑞克森：还有什么你可以跟我说的吗？

被试：没有。（被试开始咳嗽和憋气。）

艾瑞克森：你在思考吗？你在思考吗？（被试咳嗽和憋气。这时，艾瑞克森握着她的手。）你为什么在咳嗽。

被试：（憋气中）满嘴的水。史密斯先生——我根本不想让他给我演示如何——

艾瑞克森：很快你就要 9 岁了，不是吗？

被试：不是。

艾瑞克森：你多大？

被试：我想我是 4 岁。

艾瑞克森：总有一天你会长到 9 岁。

被试：不，我不想。

艾瑞克森：总有一天（Someday）你会长到 9 岁。

被试：我以为你说周日（Sunday）呢。

艾瑞克森：你会答应我吗？有一天，当你长到 9 岁的时候，你告诉我所有关于史密斯先生的事，你愿意吗？

被试：我可能会忘了他。

艾瑞克森：当我跟你说话的时候，你会想起所有的事，不是吗？现在好好休息一会儿，当你 9 岁的时候，我会再来看你。

艾瑞克森：（她年龄退行到）4 岁，这意味着某些（创伤）正在显露。

罗西：你无疑被弄得有些困惑，因为被试自发地再体验到她跟史密斯在一起的令人不快的游泳课，这是一个事件的转折，出人意料，且开始时令人费解。这显然是由你的问题"你想学游泳吗？"和"还有什么你可以跟我说的吗？"所引起的一种意念动力反应。她并没给你一种来自左脑的理性语言的回答，而是用喘不过气来和窒息重演了差点儿淹死的情形。就是说，她在用右脑的语言进行反应。

有趣的是，在这里你可以注意到，很多（若非全部）形式的自发见诸行动可能是右脑对社会可能希望从中得到左脑（言语的）反应的那些情境的反应。假设相比于由左脑所中介的逻辑的和言语的联结，很多（若非全部）形式的意念动力联结和反应是由右脑所中介的，这样，自发见诸行动这个概念可以在这个假设中得到扩充。这一点，你是怎么看的？这是对自发见诸行动这种行为的心理动力的一种新的洞见吗？

艾瑞克森：他们常常称它为宣泄。自发见诸行动是意思表达的另一种方式。

罗西：接下来，你试图通过问她是否很快就9岁了，调整你自己以适应这一情境。她回应说，她认为她是4岁。刚在几分钟前她还说她8岁（第1.32小节）。这样，她自发地经历了一个四年的年龄退行，把对你关于游泳问题的答案自发地见诸行动。你有点儿混乱，所以你通过告诉她你下次探访时她将是9岁，并能够告诉你关于史密斯先生的事，明智地结束会面。

艾瑞克森：是的。（然后在结束时）我认为这是她制造的一种双关。她认为我说的是周日（Sunday）而非有一天（someday）时，她制造了一种非蓄意的双关。通过这种双关，她右脑的东西自发见诸行动，并且也进入左脑。

罗西：这是一个有趣的事后的猜测，因为双关是一种左脑参与的认知表达。1945年时，你肯定没想过用左右脑相互作用来表述——因为那是在斯佩里（Sperry）20世纪50年代引入这个概念之前。

1.34 二月人的第四次"探访"：年龄退行层面的短时混乱，经由心灵地图中的微妙变化对创伤后应激进行疗愈探索

艾瑞克森：哈喽。

被试：嘿。

艾瑞克森：你多大了？

被试：9岁。

艾瑞克森：我以前在哪里见到过你？

被试：我不知道（*显得很混乱*）。

艾瑞克森：你以前见过我。

被试：我不记得。

艾瑞克森：你还记得你什么时候见过我吗？

　　被试：二月。现在我想起来了。你是二月人。

艾瑞克森：我认为你得为我做点什么。

　　被试：我要为你做点什么。一直是你在为我做事。

艾瑞克森：但这次你要为我做点什么。

　　被试：我知道。我要告诉你关于史密斯先生的事。

艾瑞克森：说吧。

　　被试：关于他，我不知道该告诉你什么。他住在隔壁，他有两个小孩，艾丽西亚和巴尼。他们真的很可爱。他是德国人——金发——真高。

> **艾瑞克森：**（我问她）**我以前在哪里见到过你？**（她回答，"**我不知道**"。因为在前一小节她曾突然退行过。）所以她一定很混乱。

> **罗西：**尽管她说她是在9岁的年龄层面，但她很混乱，因为她仍受到那次自发而有力的回到4岁的年龄退行的影响，那时她还没遇到二月人。你通过问她"**你还记得你什么时候见过我吗？**"向她提供进入9岁年龄层面的暗示线索。这个问题正在为诱导她即刻想起二月人还有她的承诺提供充分支持，因为你先前（第1.33小节）的后催眠暗示中让她告诉你关于史密斯先生的事。这时，她以一种特别敷衍的方式回应你的问题，表现出孩子对不开心事情叙述的吃力。

> **艾瑞克森：**史密斯先生是一个记忆中做了坏事的人。但艾丽西亚和巴尼是她的小朋友。他们不像史密斯先生那样坏。

> **罗西：**"他们真的很可爱。"

> **艾瑞克森：现在她正在改变她的记忆！**

> **罗西：**这是催眠治疗过程非常重要的一部分。进到史密斯先生所造成的原始创伤记忆中，她现在引入了关于她可爱玩伴的更愉快的记忆。她正在改变或淡化原始创伤记忆。我们可以说她已经在潜移默化地改变她过去创伤记忆的"地图"。催眠中每次创伤记忆被检视的时候，都有机会通过添加新的、愉快的、非创伤性的内容来淡

化它，直到最后，这种创伤变得只是原来整体非常小的、微不足道的一部分。

因为催眠状态助长了一种更生动的意念动力回忆或原始创伤记忆的激活，所以，正在被添加进来的新的、更令人愉悦的内容便有机会更充分地与创伤进行粘合或联结。一种有效的淡化由此发生。而当创伤被以一种具有平常清醒状态特征的、较少生动的方式回忆起时，被加入的新内容将不能与创伤很好地结合——很少有有意义的淡化发生。这是一种启发性教育法，用以概念化催眠术如何通过在心灵地图上制造治疗性的改变来助长创伤后应激的疗愈。

1.35　孩子式的语言验证年龄退行：分心和催眠师的早期训练

艾瑞克森：再多告诉我一些。

被试：有时，他常来打牌。但我不喜欢他。他有时有些暴躁。

艾瑞克森：关于他，你还想起了什么更多的事情吗？

被试：他极其高大。

艾瑞克森：还有什么？

被试：他总是在向我演示怎么游泳，而我不会让他得逞。所以有一次他把我放到水里，我便踢他。

艾瑞克森：对此你感觉怎么样？

被试：关于怎么学习游泳？我很害怕。

艾瑞克森：你认为你是个坏女孩吗？

被试：不。

艾瑞克森：你母亲对这件事怎么看？

被试：母亲想让我学习游泳。但我不在乎。我就要踢他。

艾瑞克森：你为什么要踢他呢？

被试：我不想学游泳。

艾瑞克森：你为什么不想学游泳？

被试：我不想让他学我怎么游泳，我想我是怕他——有些。

艾瑞克森：为什么？

被试：我不知道。

艾瑞克森：他对你做了什么你不喜欢的事吗？

被试：没有。他对每个人都阴沉着脸。

艾瑞克森：他把你放到水里了吗？

被试：是的。我不喜欢那样。

艾瑞克森：关于那件事，你还没告诉我呢。

被试：他当时在教我怎么游泳，而当我告诉他不的时候，他就把我抱起来，并把我放到水里。弄得我的眼睛、耳朵和嘴巴里都是水，我踢他，并开始哭。

艾瑞克森：为什么？

被试：我不想学游泳。

> **艾瑞克森：**"我不想让他学我怎么游泳。"
>
> **罗西：**在她"学我"这种用法中所体现的孩子式的语言，正好验证了她的年龄退行状态。
>
> **艾瑞克森：**是的，（这一小节）最精彩的部分，是她如何从受到惊吓转变到踢人。我想起了当我还是个年轻人在乡下卖书的时候。一个夏天，有个带着狗的农夫。这个农夫已经把这只狗训练得去攻击任何进到这个院子里的人。当我进到院子时，那只狗叫着奔向我。他只是一只狗，并不知道什么好歹。我把我的手帕拿出来，像这样抬起来。那只傻狗用他的嘴咬住了手帕，我就朝他这儿（指着他的喉咙）踢了一脚！那只狗真的得好好想想那是怎么回事。那个农夫吓了一跳，他说，"这是我第一次看到我的狗下场这么悲惨！"然后他邀请我一起吃晚饭。
>
> **罗西：**这是如何化解狗的攻击。我要发表这个故事，说明米尔顿如何通过踢到狗的咽喉来学习催眠治疗！
>
> **艾瑞克森：**好吧，那只狗真是太蠢了！你总是要知道别人会做什么，但不要让他知道你要做什么。那个农夫和我很聊得来，他邀请

我留下来过夜。

罗西：这是一个对未来传记作者非常有益的故事：催眠治疗师的早期训练，从日常生活中学习分心技术！

1.36 解离创伤记忆：隐含式暗示和治疗性隐喻；分离想法和感受；情绪的后催眠性重构；时间双重制约

艾瑞克森：关于这个，你能多告诉我些什么吗？为什么？他把你抱起来，把你放到水里，你不想进到水里，你就开始呛水，咳嗽。那让你想到了什么？

被试：我猜我想到了海伦，当时我把她推到水里，我不想像她那样全身变得发青。

艾瑞克森：看看你能不能想起那些感觉是什么。

被试：我害怕。

艾瑞克森：你很害怕。那么害怕死尸。你咳嗽过。你咳嗽过，海伦也咳嗽过。海伦也非常害怕。

被试：她太小了，还不会害怕。

艾瑞克森：但她也不喜欢，是吗？

被试：她哭了。

艾瑞克森：你咳嗽过，她也咳嗽过。她不高兴，你也不高兴。很多相同的事情发生了。关于这件事，你将怎么做？你会记住它吗？

被试：我不想记住它。

艾瑞克森：你只是不想记住。你认为记住可能会是件好事吗？

被试：不。*母亲说你应该只去记住美好的事情。*

艾瑞克森：当你的牙掉下来时，它痛吗？

被试：不算厉害。

艾瑞克森：它痛吗？

被试：当然。

艾瑞克森： 你乐意你记得吗？

被试： 当然。

艾瑞克森： 是它还不错，还是不得不这样？

被试： 两者都有。

艾瑞克森： 你认为记住这次游泳的事会是个好主意吗？就这样忘掉它让人感觉多么糟糕吗？

被试： 让我害怕。

艾瑞克森： 你认为你应该害怕你记得的事吗？

被试： 不。

艾瑞克森： 是的，你真的不应该害怕那些你能记起的事情，也许有一天你会对你曾经那么害怕感到好笑。这会是一件很不错的事，不是吗？

被试： 是的。

艾瑞克森： 也许有一天你会这样。

被试： 我不这么认为。

艾瑞克森： 我认为你会。我会明年来见你，还是会隔一年呢？

被试： 如果你愿意，你可以隔一年。那时我真的就长大了。

艾瑞克森： 你会有多高？

被试： 我敢打赌，我会和母亲一样高。

艾瑞克森： 我想那时见到你会很不错。

被试： 当然，她就很高了。

艾瑞克森： 我们不知道你会有多高。我们将就这样不得不长大，并去找到答案。当你11岁，我回来看你的时候，那会是什么样？那时你应该给我讲个笑话。你认为怎么样？

被试： 我不知道。我会试试。

艾瑞克森： 好吧，你已经有了好几年的时间。下一次我见到你，我们会说点儿什么呢？

被试： 在学校，我会升到更高的年级。也许我再也不住在这里了。

艾瑞克森： 我会找到你。你认为呢？

被试：你可能会。

艾瑞克森：非常好。每一次你见到我，我来看望你，你都会休息一会儿，不是吗？在各次中间，你都不会见到我。这就是二月人所做的。也许有一天我会成为三月人。你知道六月臭虫（June bug）是什么吗？也许我会变矮。

被试：嗯。

艾瑞克森：我想你该累了。

被试：（陷入了沉默。）

艾瑞克森：**"你咳嗽过，她也咳嗽过。她不高兴，你也不高兴。很多相同的事情发生了。"** 但是，**"母亲说你应该只去记住美好的事情"**。

罗西：在这一小节，被试能够提供一些情况，以了解她在游泳课上的窒息和咳嗽，与她妹妹差点儿淹死之间的严重的创伤性联结。但她不想记住什么创伤。这是一种特殊的解离：她已经领会了两个事件之间的联系，但她不想记住它们，因为她母亲说她应该只记得"美好的事情"。这就是一种催眠性压抑的力量，它源于母亲对一个被不知如何处理的恐惧和内疚所困扰的孩子所做的暗示。你鼓励她记住或重新体验事件的情感内容，但她牢牢待在她母亲的参考框架中。

因此，你引入了关于掉牙时感到痛苦的牙齿的治疗性类比，你探索分离思考和感觉的可能性*，希望把认知从压抑的情感负荷中解放出来。在这方面，她似乎很抗拒，所以你暗示，也许有一天她会对她曾经那么害怕感到好笑。当你说 **"也许有一天你会对你曾经那么害怕感到好笑。那将是一件很不错的事，不是吗？"**，实际上，你是在据此给她一种不经意的后催眠暗示，来重构她的恐惧。虽然，她仍然怀疑她能做到这一点。

然后，当你说 **"我会明年来见你，还是会隔一年？"** 时，你给她

---

* 对解离思考和情感的更详细的讨论，见《催眠疗法：探索性案例集锦》（艾瑞克森和罗西，1979）第八章第二节。

提供一种时间双重制约。无论她选择哪个选项，她都是在把她自己交托给与你的另一次会面。她想跳过一年，因为"**那时我真的就长大了**"。这可以是一种微妙的线索，暗示她届时将能够更有效地处理她的创伤记忆，因为她将"真的长大了"。

结束这次探访时，你强调了成长和幽默的主题：从孩子的视角来看，随着他或她越长越高，成年人似乎变得越来越矮了！这也包含了一种微妙的隐含式暗示：她将更大，更成熟，更能处理困难情绪。你同意这种分析吗？

艾瑞克森：是的，我用可能成为"三月人"来结尾，这种可能性被与六月臭虫联系起来，后者成了她稍后讲笑话的基础。她将会更高，而我将会更矮。我在确认她将变得更高（年龄）更大的想法。我在让她的认知清晰化。这些想法都在这里。

罗西：经由隐含式暗示来暗示这些想法都在这里。你用隐含式暗示，而不是直接陈述，这样可以绕过任何可能的评判。

艾瑞克森：没错。

1.37 二月人的第五次"探访"：心理成长中一次成功的情感重构；改变"记忆地图"而不是原始创伤

艾瑞克森：（短暂的停顿之后，艾瑞克森给被试另一次握手，开启第五次探访。）哈喽。

被试：嘿。我记得你是谁。

艾瑞克森：你记得？

被试：你怎么一直这么了解我？

艾瑞克森：二月人一直都记得。我是二月人。

被试：是的，我想你是。

艾瑞克森：你变得相当的成熟。

被试：大到差不多可以做新娘了。

艾瑞克森：你想到了新娘？

被试：哦，不，但丽莎（Lisa）想到了。

艾瑞克森：丽莎多大了？

被试：她14了。当你16岁时，就可以结婚了。

艾瑞克森：是丽莎在想吗？

被试：不，我不这么认为。

艾瑞克森：让我们看看。你还记得，上次我见到你时，我们在说什么吗？

被试：嗯。

艾瑞克森：什么？

被试：史密斯先生。

艾瑞克森：你还以为你会忘了呢。

被试：我原以为我会，但我想我没忘。

艾瑞克森：既然你想到了。你觉得怎么样？

被试：关于史密斯先生，我不会再害怕了。

艾瑞克森：为什么不会了？

被试：他可能不是要伤害我。他只是想教我怎么游泳。

艾瑞克森：对于变得疯狂并踢他，你怎么看？

被试：我不应该踢他，但如果我不想学游泳，他就不应该试图教我。

艾瑞克森：你真的正在获得成熟的想法。它们比那些害怕的感觉更好，不是吗？长大是不是很重要呢？

被试：我现在可以搽粉了。

艾瑞克森：你搽很多吗？

被试：没有。

艾瑞克森：对它，你应该非常讲究。

被试：我不会搽很多。

艾瑞克森：顺便问一下，你觉得游泳怎么样？还怕水吗？

被试：不那么怕了。

艾瑞克森：还有什么让你害怕的么？

被试：没有了。

艾瑞克森：关于忘掉史密斯先生，她说，"**我原以为我会，但我想我没忘。**"她接着说，"**我不会再害怕了。**"现在，她正在重新认识她的情感过程。

罗西：所以，这是催眠治疗的一个基本过程：重新认识情感过程，这也是重构它们的本质。

艾瑞克森：你并不改变原始经验，你改变对它的知觉，这样那就成了知觉的记忆。

罗西：我们不能改变原始知觉，但我们可以改变它给我们留下的记忆或"地图"所带给我们的体验。

艾瑞克森：她说，"**他可能不是要伤害我。他只是想教我怎么游泳。**"

罗西：所以，这里呈现的是对早期创伤事件的一个总体的再评价或重构。

艾瑞克森：她接着说，"**我不应该踢他，但如果我不想学游泳，他就不应该试图教我。**"这是在她整体认知中的一种完全的改变。（她已经摆脱了害怕和愤怒，转而以平衡的方式看待双方的情况。）所以，接下来，我告诉她，"**你真的正在获得成熟的想法。它们比那些害怕的感觉更好，不是吗？长大是不是很重要呢？**"

罗西：所以，这种交流用更成熟的认知，强化和巩固她的成长。

艾瑞克森：而她通过说"**我现在可以搽粉了**"证实了这一点。

1.38　朝有趣和幸福的方向强化心理成长的隐微线索；代沟：弃旧立新

艾瑞克森：我一直来看望你，有多长时间了？

被试：很长时间了。

艾瑞克森：你还记得你一开始问过我的一件事吗？你问的是什么——爸爸去哪儿了？既然你长大了，你认为那个解释怎么样？

被试：也许你当时是在跟我开玩笑。你当时是在跟我开玩笑吗？

艾瑞克森：你以为我在跟你开玩笑吗？

被试：不是每个人都去天堂。

艾瑞克森：你认为谁去了天堂？

被试：哦，我不知道。不会太多。

艾瑞克森：为什么？

被试：我想每个人都喜欢拥有太多的乐趣。

艾瑞克森：乐趣能为人们做点儿什么呢？

被试：它不是把他们送入天堂。**不管怎样，这都是奶奶说的**。

艾瑞克森：我认为乐趣让人幸福。

被试：你也认为你可以幸福并且去天堂吗？

艾瑞克森：我不认为你应该伤心。

被试：我们这儿有位老太太，她所做的一切就是读圣经。虽然她可能会去天堂。但她没什么乐趣。

艾瑞克森：**我认为天堂是给幸福的人准备的**。

艾瑞克森：我在试图让她理解这个观念：有趣便好。她做了一个微妙的评论，"**不管怎样，这都是奶奶说的**"。奶奶是非常老模老式的——每个人都知道（笑）。

罗西：既然奶奶是老模老式的，这便意味着她不是最新潮的。这成了被试驳斥她奶奶关于乐趣不把人送入天堂这一观点的微妙方式。在青少年对上一代人的批判方面，她的心理成长是很明显的。现在她被定向到有趣和幸福上，这是得到你的强烈支持的。你说，"**我认为天堂是给幸福的人准备的**。"你并不是在把这个观念强加给她；你只是在强化她自己对老模老式的说教式的观点——你不能同时拥有乐趣和天堂——所进行的微妙的扬弃。

你给她非常"微妙的评论"赋予的重大意义，是一个极好的例子，表明你是怎样学会在心理发展的"隐微线索"中领会到所蕴含的成长的含义的。这都是家长、老师和权威人物太过典型的特点，对标志孩子或青少年认知水平跳跃的微妙表现熟视无睹。正因为如此，代沟因其（认知水平）全部突飞猛进的发展 (sturm und drang) 而形成：有一种可悲的关系的破坏，即老一辈人坚持认为，难以理解年轻人"来自"哪里，而年轻一代面对老年人的糊涂、怨恨和明显的信任缺乏，在绝望中放弃。老一辈人不知道如何领会年轻一代的成长含义，因为它们经常被隐藏在年轻人的不确定和自卑感中。

在个人内心层面，我们可以推断，大多数年轻人同样没有认识到发生在他们自己内心的心理成长的含义。他们不知道如何支持在他们内心以无意识方式发展的他们自己新的现象学层面的认识和理解。*我们的教育系统仍然主要是通过"教条和死记硬背"来教学，而不是教孩子们学会认识和培养他们自己内在的创造性过程，典型教育系统教的内容，需要孩子们囫囵吞枣，然后生搬硬套到所谓学习标准的测试（教条）上。于是，学生们无视自己学习和发现的内心过程——如果它们要能胜任任何形式的创新的话，这一过程是必不可少的。正是这种内心的盲点导致了（所谓的）精神疾病和心理上的不适应，个体在这样的状态中，不知道如何识别、加强和整合正在从其内心自然发生的新的心理成长。从这个角度来看，心理治疗的本质是为了助长对这一成长过程的理解，使人们能够解决他们自己的问题。**

1.39　利用道德背景重构情感状态；关于治疗性类比（右脑）和重构（左脑）的假设：艾瑞克森的整体观

被试：爸爸非常快乐。但他有点儿不舒服，所以也许他不那么快乐。也许他会去天堂。我不知道。我想这没什么。

艾瑞克森：在我看来，天堂是为那些喜欢生活、幸福快乐、力尽所能的人准备的。

被试：他一直工作很努力。我想他也很快乐。他常常咳嗽。这不会让他

---

* 对与心理成长有关的突破探索性的讨论，见《做梦和人格成长》（罗西，1972a/1985）第一章。

** 见列示在参考文献中的罗西1967—1980年的文章。

快乐的。（*被试摇头。*）

艾瑞克森：我想起在耶稣身上发生的很多事情。

被试：但他没有太多的乐趣。

艾瑞克森：你认为他不喜欢他身上发生过的某些事情吗。在我看来，他允许快乐的事情在他身上发生。

被试：他从来没笑过。

艾瑞克森：你为什么这么说？

被试：从来没人说起他笑。他们说起他哭。他们说起他祈祷。但他从来不笑。但他去了天堂。

艾瑞克森：他做过什么好的工作吗？

被试：很多。

艾瑞克森：当你做一项好的工作时，你会怎么做？

被试：轻拍自己的后背。

艾瑞克森：你会对此感到幸福并尽情享受吗？

被试：当然。

艾瑞克森：当你让自己快乐的时候，你一定会放声大笑，或者你会在内心里欢喜吗？

被试：当然。

艾瑞克森：你认为耶稣做某项好的工作时他做了什么？他也内心欢喜。有什么事情让你困扰或担心吗？

被试：没有。

　　艾瑞克森：从本质上讲，我是在说教。我在为她的理解提供一种道德框架，让她认识到，尽你所能地去工作和做事，是幸福最本质的基础。这与她的宗教背景是完全相符的。我做了一种比较：耶稣受过难，所以他去了天堂。人生不是一盒樱桃，而是一种补偿，因为你在做了好的事情时，能够欢笑和从内心感觉良好。

　　罗西：你在利用她自己的道德背景，去合理化一个她自己从内心感觉良好的过程。你也在暗示，她父亲虽然常常生病，但他也可能

"内心"感觉良好，尽管他经受很多苦难，但他内心感觉良好。所以，你其实是在帮助被试重新评估，并且可能重构关于她父亲死亡的某些早期看法，以及某些她相当传统的宗教观念。

艾瑞克森：是的。

罗西：你提供刺激和暗示线索，通常以问题和情境的方式，这允许被试无意识的心理动力去显现它们自己。你必须跟随她的联想过程，它将告诉你，治疗性工作必须怎样去做。在二月人这些探访过程中的治疗性工作，其本质上似乎是对退行到童年时期的被试关于这个世界的问题的一种简单的回答。这些问题，通常随着治疗性类比和隐喻，或者经由重构她过于僵化和受限的定向和参考框架，得到了回答。治疗性类比往往似乎更像是一种右脑式的语言，而重构可能是指向她左脑的认知模式。

艾瑞克森：（递给罗西一张便笺，它似乎是在我们关于催眠中左右脑相互作用的心理动力的讨论之后写下的。）

罗西：在这里你说，"体验、回忆和感知是完全不同的事情，左右脑的功能是这三者的不同组合。"

艾瑞克森：我并不认为有什么"纯粹"的左脑或右脑功能。但是，有些事情，也许在它被完全感知到之前是在右脑中运作的。（这时，针对罗西所做的上述假设，艾瑞克森举了许多在人和动物身上发生的学习过程的例子，向他暗示，我们不能像罗西上面假设的那样，把心理的功能分解为左右脑半球。）

罗西：有人推测，右脑的内容是更无意识的，这样一来，洞察就需要一种从右脑到更具意识的左脑的转变。如果真是这样，你的治疗将更具右脑性质。或者，你是否会说，它总是涉及一种左右脑的整合？

艾瑞克森：它总是涉及一种整合。

1.40 利用道德观念的双重制约；在年龄退行中处理习惯问题；探索性催眠过程中的注意事项和"适可而止"；虚幻的选择

艾瑞克森： 那么，关于你的事，有什么我应该注意的吗？

被试： 我有长头发。但我咬自己的指甲。我就这样咬它们。

艾瑞克森： 你为什么咬它们？

被试： 它们尝起来不错，我想。

艾瑞克森： 但真的，它们尝起来不错吗？

被试： 不是，但它们啃起来挺好玩。

艾瑞克森： 你在咬你的指甲时，你在想什么？

被试： 有时我气得发疯，然后我就啃它们。

艾瑞克森： 把它们吃下去和踢人一样好吗？

被试： 你不能到处踢人。奶奶不喜欢这样。

艾瑞克森： 她喜欢你啃你的指甲吗？

被试： 不喜欢，但我就告诉她了。

艾瑞克森： 你打算在某个时候改变你关于这个的想法吗？

被试： 哦，是的。当我长大时，我不想咬我的指甲了。

艾瑞克森： 我有什么变化吗？

被试： 没有。

艾瑞克森： 我认为我会变得更矮。

被试： 我想也许你会。尽管，你并没那样测量人。你让他们站起来，靠着这面墙。我不记得我有多高。不过，我正在长大。奶奶说她能通过我的衣服正变得多短说出来（我多高）。

艾瑞克森： 这是一个很好的测量方法。下次我见到你时，我们会谈些什么呢？

被试： 我不知道。

艾瑞克森： 你认为你会告诉我一些不开心或不愉快的事吗？

被试： 我不认为我会不开心。

艾瑞克森：但是，如果确实有什么不愉快或不开心的事情发生，你认为你可以告诉我吗？——任何时间，任何地方，随时随地？

被试：当然。

艾瑞克森：不管它是什么？

被试：当然。

艾瑞克森：不管你那时多大？

被试：当然。

艾瑞克森：我什么时候会再见到你？

被试：最好二月回来。

艾瑞克森：下一个二月，再下一个二月，还是那个之后的再一个二月？你来告诉我。

被试：你最好等一会儿。

艾瑞克森：多长时间？当我再次见到你的时候，你希望你有多大？

被试：我想我会是——你想等到我上高中吗？

艾瑞克森：我会在你希望的任何时间——你所希望的任何地方，见到你。我甚至可以变成十月人。

被试：我喜欢你作为二月人。

艾瑞克森：你有点累了，懒得再说了，不是吗？你现在可以休息一下。

> **艾瑞克森：**这是一种完全制约（"但是，如果确实有什么不愉快或不开心的事情发生，你认为你可以告诉我吗？——任何时间，任何地方，随时随地？"）。她回答"当然"，她被制约到无论那是什么她都会告诉我。

> **罗西：**所以，你是在让她对一种非常广泛的、包容一切的陈述说"当然"。你正在把她约束到告诉你所有不愉快的事情。这对她发挥制约作用，因为她是一个说话算话的有道德的人。你在利用她的道德观念，让这种制约发挥作用。她的"道德观念"是内部反应倾向，它作为一个元层面发挥作用，把她双重制约成告诉你所有不愉快的

事情。*

在这一小节，我还注意到，关于她早期咬指甲的习惯问题，你"适可而止"。我认为你这样做，是因为在她年龄退行的情况下，她有可能会说当她再长大一些她就不会再咬指甲了（而实际上，她并没说）。在这种利用年龄退行的人格重建中，你尽可能处理与成年问题最直接相关的问题——在这个案例中，是她对水的恐惧。你并未处理咬指甲问题，因为你早已知道它会自然而然地好转。关于这一小节，你还有什么要说的吗？

艾瑞克森：没有。我惊讶于我在那里展现了那么多的谨慎。

罗西：是的。这发生在1945年（当时艾瑞克森处在一个创造性的转换期，正在从实验室里的催眠研究转换到临床治疗中这种新的催眠探索过程。在这种探索性工作中，谨慎的确是非常重要的态度。）

艾瑞克森：我问，"**我什么时候会再见到你？**"作为二月人，我已经取得了她全部的信任，而且当她说"**最好二月回来**"时，说明她想保持这种方式。然后我给她虚幻的选择："**下一个二月，再下一个二月，还是那个之后的再一个二月？你来告诉我。**"当我向她提供十月人的时候，我是在通过她自己的回应"**我喜欢你作为二月人**"，让她承认她更喜欢二月人。

罗西：她更喜欢那种选择的安全性。

艾瑞克森：是的。我在给她自由，但她并没有真的得到自由。

1.41 二月人的第六次"探访"：青春期新的心理认知模式；隐微暗示线索、重构、症状处方和时间制约；孩子的元层面

被试：为什么，你竟然会不跟我说话！

艾瑞克森：哦，不，我会说。我只是想知道这是几月。

---

* 见《艾瑞克森催眠文集》第一卷（艾瑞克森和罗西，1975/1980）中的"双重制约的种类"。

被试：十月。

艾瑞克森：我迟到了吗？

被试：我想是的。

艾瑞克森：这是哪年？

被试：你不知道吗？

艾瑞克森：我刚才只是问你这是几月。

被试：你不知道这是哪一年吗？ 1939年。（*实际上是1945年。*）

艾瑞克森：（*给出握手的暗示线索*）你几岁了？

被试： 13岁。

艾瑞克森：你在哪里上学？

被试：我是个新生。你知道，这太糟糕了。我是班里年龄第二小的。这很糟糕。其他每个人都比我大。

艾瑞克森：哦，我不知道。你还年轻的时候，她们几乎要成老处女了。

被试：哦，人们再怎么说也不是老处女。

艾瑞克森：她们是什么？

被试：**单身女孩，我认为。**

　　艾瑞克森：因为是班上最年轻的女孩，这让其他所有女孩因为年龄更大一些而有了威望。你可以说年龄是件重要的事。15岁的女孩会把25岁的男子形容为老。所以当我引入"**你还年轻的时候，她们几乎要成老处女了**"的时候，我也是在引入质疑。这使她最终说，不是"老处女"，而是"**单身女孩**"。

　　罗西：另一个微妙的语言区别，则是关于她日趋成熟的一种隐微的暗示线索。她这一代人有新的心理观念，她在告诉你。这有着非常有趣的含义，隐含着代际之间语言在逐渐变化的原因。在每一代人中，新浮现的意识（awareness）和独特的认知模式都被编码到这些语言的转变中。描述情境、状态和关系的新的方式，已经不仅仅是委婉语，而是新的心理洞察和认知模式。压制这些新的语言模式（也就是俚语）便是抑制正在浮现的新的意识。因此，虽然"纯粹"

的语言，在坚持过去几代人努力创造的文字的有用性和区辨性方面，提供了非常重要的功能，但当它们嘲笑新的（语言模式）时，它们真的就成"老古董"了。

艾瑞克森：（艾瑞克森讲了几个故事和趣事，它们与在他的家庭中形成大事的语言和行为的隐微线索有关。）

罗西：你很多的催眠治疗，正是日常生活中自然出现的那些不断在变化的概念的延续。

艾瑞克森：嗯哼。（这时，艾瑞克森继续这个话题，他对吮吸拇指的小男孩吉米这个案例做了进一步说明。吉米的父母想让艾瑞克森用催眠术进行治疗。）我和吉米坐在一块，说，"吉米，现在，你爸爸妈妈要我阻止你吸拇指。"吉米点头，他知道。我告诉他，"所有6岁的小朋友都应该可以吮拇指，没有人应该干扰！当然，当他们7岁的时候，所有的孩子都停止了吸拇指。你的生日快到了，所以你最好能尽早足量地吸够了拇指。"这正好是在他7岁生日之前——只差六周。（这里应用的是）**转换概念**！

罗西：在这个吸引人的例子中，你也是在阐释重构、悖论症状处方和一种时间制约的用法。

艾瑞克森：（现在，艾瑞克森用一些更为幽默的例子来款待我们，描述了他孙辈们的一些"早熟的"言论，展现了他们元层面的认知（他们用来评论他们自己心理体验的方式）。例如，一个外孙女说，"但是，妈妈，在6岁的年龄，我没有足够的经验，去知道那件事！"）

罗西：（1987年）这些对于家庭日常生活的专心投入，一次又一次提醒我们，这些兴趣便是艾瑞克森创造性想象的来源。他的治疗工作是他在他的家人和他周围的人中亲眼所见的自然心理成长过程的应用。他从这些经验而不是书本和理论中学习。如果我们能学着模仿他的创造性工作过程中的某些东西——而不仅仅通过死记硬背他治疗方法的内容来复制——那么要上的课就很清楚：欣然接受你不断成长的意识，更好地了解日常生活中你周围所有人在如何发展；

在都助你的"患者"学着认识和利用这些生活经验中，享受那份内在的惊喜和幽默；珍惜随后每一代人与生俱来的权利，允许他们创造其自身独特的意识和认知模式。

1.42 转换和卸载怨恨和否定；对认知和文字具体概念的双层沟通；作为间接暗示载体的隐含式暗示；极化 Yes 和 No 的反应

艾瑞克森： 好吧，让我们弄清楚。我为什么会在十月来？

被试： 我不知道。也许你喜欢十月。

艾瑞克森： 现在，我该怎么解释我在十月的到来？或者我是不是应该变成十月人？我们该说我的火车晚点了吗？

被试： 这是一个很好的借口。但它太老旧了。

艾瑞克森： 你知道什么老的借口？

被试： 每件事情都有很多借口。

艾瑞克森： 你用了什么你不喜欢用的老的借口？*（停顿）*你不想回答我吗？

被试： 当小伙伴去游泳的时候，我总是说我感冒了。其实我并没感冒。那只是个借口。

艾瑞克森： 厌倦了那个借口吗？想要个更好的吗？

被试： 当然。那个借口变得陈旧不堪了。

艾瑞克森： 扯掉它需要用多长时间？

被试： 我不知道。

艾瑞克森： 你认为你还会想去游泳吗？

被试： 我现在就想。

艾瑞克森： 你认为你永远都会吗？

被试： 我希望如此。

艾瑞克森： 你认为你永远都会吗？

被试： 你就像个老师。（要求学生）你必须回答"是"或"不"。是的。

艾瑞克森： 现在去游泳的话，有点儿太冷了，不是吗？

被试： 不能等到明年夏天吗？

艾瑞克森： 这很可能会在明年夏天发生。但我们不知道，是吗？还有什么事让你烦恼吗？还有什么事让你烦恼吗？

被试： 也许你会认为我挺可怕。

艾瑞克森： 不，我非常确定我没有。

　　罗西：关于借口的对话都是在干什么？

　　艾瑞克森："厌倦了那个借口吗？想要个更好的吗？"（被试回应）"当然。那个借口变得陈旧不堪了。"你让借口变得陈旧！你让习惯消褪。

　　罗西：换句话说，人们自然会突破其局限性，你只是在助长那种自然的心理成长方式吗？

　　艾瑞克森：嗯哼。

　　罗西：她说她不知道要用多久才会扯掉她不去游泳的借口。这种类型的反应是我们自然放弃旧的限制和不良习惯非常典型的方式：它们以一种我们常常惊讶地发现自己做得更好了的方式，被已在无意识层面合成的新能力置换掉。事实上，我们通常不知道为什么我们正做得更好。这种不知道往往是无意识工作的特征。

　　艾瑞克森：注意"你就像个老师。（要求学生）你必须回答'是'或'不'"这句话中的怨恨。但她确实回答了"是的！"。

　　罗西：你用这句话来做什么？

　　艾瑞克森：（艾瑞克森大声读出这句对话，当她说"你必须回答'是'或'不'"时，促成了被试最后的"是的"。）

　　罗西：这就是为什么你问了两次"你认为你永远都会吗？"，就是为了得到那个"是的"吗？

　　艾瑞克森：是的！

　　罗西：你有一种近乎狂热的坚持，当你问一个重要问题时，坚持让被试真正说"是的"。你需要一种明确的承诺，是这样吗？

　　艾瑞克森：在这里，她很不情愿地给出"是的"：那是老师在让你说"是"或"不"时所经常做的。然后我说"现在去游泳的话，有点儿太冷了，不是吗？"这样，我是在接管她的否定意向，并且强化它。她没注意到的是，我正在暗示：天气暖和时，她可以去游泳。

罗西：当她回答"**不能等到明年夏天吗？**"时，她显然领会了那个隐含式暗示。你卸载了她的否定，并由此把她极化到与之相对的"**是**"的反应趋势上，这样她便可以晚些时候去游泳。

艾瑞克森：没错。

罗西：你卸载和置换她的否定，这样，对她来说，就有可能在治疗性方向上迈出一步。

艾瑞克森：她问"**不能等到明年夏天吗？**"我很开心地回应"**这很可能会在明年夏天发生。但我们不知道，是吗？**"

罗西：当你加上"**但我们不知道，是吗？**"时，你又是在应用隐含式暗示。隐含式暗示是她的无意识才知道的。对那种重要的间接暗示来说，隐含式暗示是个载体。

艾瑞克森：当她最后说"**也许你会认为我挺可怕**"时，我认为她可能正在把当你必须给老师回答是或不的时候的这种可怕的感觉转换到她自己身上。

罗西：所以你不得不通过直接回答"**不，我非常确定我没有**"来消除她的顾虑。你再次说"**不**"，并且非常希望把它从她身上置换掉。

（1987年）我们可能正在又一次目睹艾瑞克森如何同时在两个层面上沟通：在纯认知层面，他正在用话语"**不，我非常确定我没有**"给被试正性的安慰。与此同时，在一个更原始的文字层面，他正在"接管"这个"不"，这样，她的系统就不必"携带"它。在这种更为原始的-文字的-无意识的-具体概念层面上说话，似乎是艾瑞克森双层治疗性沟通形式尤为独特的特征。

1.43 与自动书写相对的催眠书写；最好定势（Best Set）；治疗性类比去处理浮现出的对性的关注点；弱化和重构文字具体概念层面上的移情：对"好"的很多含义的推测；习得性限制和否定；双层沟通

艾瑞克森： 把这个便笺本放这儿，真是太方便了，不是吗？设想一下，你写出所有你认为可能会让我觉得你挺可怕的事情——就在那儿。拿着它，当然，这样你便可以自己读。如果可以让我知道，那就下决心吧。我认为，在你告诉我什么之前，让你认识到也很重要。你是不是认为这是个好主意呢？设想一下，你就这样写。拿好它，这样我就读不到了。设想一下，你做了很多快速思考，想弄明白你是否希望我读到。

被试： *（被试写下了图 1 上可见的内容并皱眉。）* 我想你可以看。

艾瑞克森： 我可以看。但是你真的想让我看吗？

被试： 我想你可以。

艾瑞克森： 我可以看。但你会愿意让我看吗？

被试： 我想是的。

艾瑞克森： 就这样继续做点儿思考，直到你真正确定。因为我还是认为你想让我看，同时你又希望我不会去看。所以，让我们以最好的方式去做，这样，你既可以完全不让我看；你也可以决定我可以看，并且你真的希望我会看。

被试： 我想你最好能够看看。

艾瑞克森： 你认为我最好还是看。很好。那么，你这么说的理由是，你期望我真的了解它，并真的帮助你更好地理解。

被试： 是的。

艾瑞克森： 好吧。我现在就可以把它拿过来吗？

被试： 可以。

艾瑞克森： 我还没看呢。你担心吗？

I wonder about so many things that no one wants to talk about things like dates, boys, sex, religion, why some things are right and then wrong, and why people don't want to talk about things they all want to talk about

Sex

图 1　在二月人第六次探访期间，被试的第一次催眠书写，当时她写了这个禁用词"性"。"我想知道这么多没人愿意谈论的事情。像约会、男孩、性、宗教之类的事情。为什么有些事情是对的，而另外一些事情是错的，为什么人们不愿谈论他们都想谈论的事情。"

被试：不。

艾瑞克森：那上面有什么不好的事情吗？

被试：没有。

艾瑞克森：那上面有什么你特别担心的东西吗？

被试：禁用词。

艾瑞克森：你愿意写出那个禁用词吗？

被试：（*被试在图 1 她写的段落下面写下单词"性"。*）

艾瑞克森：但那不是被禁止的事情，是吗？这是一件非常重要的事，不是吗？这是一件非常必需的事，不是吗？而且，这是你将要学习的事情。难道你不希望这样吗？我希望你通过最容易的方式学习，你认为我所说的通过最容易的方式是什么意思？

被试：通过有人告诉我们？

艾瑞克森：通过最容易的方式，我的意思是，犯最少错误的方式。因为它就像一个小婴儿学习走路。当他第一次学着走路的时候，他抬起他的右脚，向前迈一步。然后，他有了移动他右脚的经验之后，他再次移动右脚，又向前迈了一步。他没有马上全部学会走路，通过抬起一只脚，然后另一只，他学会了这种方式的走路，然后他跌倒了。但婴儿不得不学着去做，一只脚，再跟上另一只。他们在学走路时犯了些错误，他们学到了怎么做跌倒的可能最小，而且，并不急于求成。现在，你将学会所有这些事情。但现在，有些事情我想要对你说，并想让你记住，这就是：现在，关于这些事情，我不能告诉你太多。但某个时间将会来到，那时，你再大一些，那时，我会告诉你所有这些问题的答案，但这意味着你将不得不等待这些答案。我不能向你解释为什么你将不得不等待，但你将不得不等待。而即使你不得不等待，但有一件事你确实可以做，这将对你非常有帮助。记住你现在有的所有问题，这样，在未来的某个时间，当我再次见到你，并回答这些问题时，你会全部想起它们。你会全部想起它们，并且你会毫不犹豫地、不带任何不确定、任何烦恼、任何担心地向我问起它们。现在，你认识我已经很长时间了，你会意识到，在这全部的时间里，我已经了解了你，我已经帮助了你。这样不是很好吗？

被试：是的。

艾瑞克森：这里一点点帮助，那里一点点帮助，累加起来，不是吗？

被试：是的。

艾瑞克森：如果我现在把这张纸放进我的口袋，你会介意吗？

被试：不。

艾瑞克森：把它保留到某个时间，也许是几年以后，我可以把它拿出来给你看吗？

被试：是的。

艾瑞克森：每件事都还在那里吗？

被试：我想是的。

艾瑞克森：你怎么看从现在开始三四年后你也会像我一样?

被试：那会挺好。

艾瑞克森：我觉得那时见到你将会挺好。你为什么认为我会今年十月来?

被试：学校?也许你是想知道我想到了它什么。

艾瑞克森：你想到了它什么?

被试：都还不错。

艾瑞克森：你认为你长大后会是个什么样的人?

被试：哦,有些东西太复杂了。我讨厌学校的教育。所有那些愚蠢的女人到处跑。我想成为一名秘书,只是我不想整天坐在打字机前。

艾瑞克森：但是你开始在考虑了,不是吗?

被试：我将接受所有困难科目。

艾瑞克森：你准备接受游泳吗?

被试：我们没有游泳。

艾瑞克森：我什么时候能再见到你?

被试：几年之内,我没打算和你约会。你想什么时候回来?

艾瑞克森：随便什么时候,只要你认为我能帮上忙或需要用到我。

被试：两年内我就上初中了。也许那时你该来了。

艾瑞克森：好吧。偶尔能见上一面,这样不是很好吗?它也真的将会发生,不是吗?

被试：总是会的。

艾瑞克森：它总是会的。

> **罗西：**在这个冗长的多层互动中,你通过催眠书写,帮助被试表达她浮现出的青春期对约会、男孩、性、宗教方面的关注点。我会称之为催眠书写,因为她是在催眠中写的,并且它表达的是她在年龄退行情况下关注的东西。但它似乎并没有典型的自动书写解离的特征。

> **艾瑞克森：**是的。在自动书写中,被试不知道写的是什么。在催眠书写中,在认知层面,他们知道写的是什么,但还不能带着情感去

处理它。*

罗西：然而，在主要段落之后短时间内写下的"性"这个词，确实具有更多自动书写的解离特性。但对于这次催眠书写，你给予了它与正式自动书写同样的尊重。你小心地征得她的许可才读它，你尊重她在这方面的意愿。在这里没有无意识的"掠夺"，你总是允许患者内心的东西，以一种能被患者当下状态接受的速度和方式，浮现出来。在这个浮现青春期的年龄退行状态中，你让被试写出"性"这个字，而不是让她以大胆露骨的方式谈论它。她还没觉得准备好处理游泳问题，所以你不去纠缠它。

艾瑞克森：我在这里问她，她有多么确信她想让我看她的催眠书写："**我可以看。但你会愿意让我看吗？**"这纯粹是她的选择。

罗西：在以"**就这样继续做点儿思考**"开头，而以"**……你真的希望我会看**"结尾的这个段落中，你为什么在以这样一种煞费苦心的令人费解的方式给她所有那些选择。那是一种是定势吗？

艾瑞克森：不是"**是定势**"——而是一种"**最好定势**"："所以，**让我们以最好的方式去做……**"只是给予许可让我看，与满心期望我会看，这是完全不同的两码事。

罗西：所以，你在把她从勉强允许你看，转变到满心期望你会看。你正在让它成为一件她积极期待的事情。所以她最后说，"**我想你最好能够看看。**"

艾瑞克森：一件她积极期待的事情！

罗西：一个人带着不情愿做事不是真的在做事。

艾瑞克森：他们没有在做……在催眠书写中，她被允许同时表达她的无意识心理和她正在浮现的青春期的感觉。

罗西：是的，没错。

艾瑞克森：我对于逐字读它的犹豫，迫使她的注意力转向情绪

---

* 见《艾瑞克森催眠文集》第三卷（1980 年）第四章《自动书写和绘画》（143—187 页）。

方面，所以它改变了书写！（见图1，图上所写的"性"这个字，其风格明显不同于其他的字。）

罗西：我知道了。当你以这样的尊重对待它时，你让它承载了更多的情感。

艾瑞克森：性是个敏感词。

罗西：是的，那是她的问题。

艾瑞克森：这是一个学习问题。我把性和走路放到一起——一种治疗性类比。

罗西：你把一步一步地学着走路，用作一种治疗性类比，比喻一步一步地学习与性有关的东西。

艾瑞克森：嗯哼。她知道走路，而性可以像学走路一样被学到——通过尽可能少犯错误。我正在为她未来的生活态度奠定基础。

罗西：这很有趣，在这里，你正在很多层面上同时进行工作！

艾瑞克森：你正在自然发生的那些层面上进行工作。你长大了。（这时，艾瑞克森讲了一个有些辛酸的故事，说的是，他的一个女儿如何感觉她已经长得够大了，不再需要假想的玩伴了，满心遗憾地处理掉它。）……然后当我把我的身份变成十月人时……我是在面对一种不同的情境。十月比二月更大。这增加了我的年龄。我正在成为她更知己的朋友。

罗西：你对她催眠书写充分尊重的态度，不仅是一种符合伦理的方式；它也是一种间接暗示，让她以一种情绪化的方式被深深地卷入其中，以促进治疗过程。

艾瑞克森：我把我的年龄从二月增加到十月，以强调这一点。我在变老，这也暗示她在长大。我是在确认她的长大。我问，**"你认为你长大后会是个什么样的人？"**而她回答的是，**"我讨厌学校的教育。"**我们对学校的态度随着每一种状态而改变。初中之后，有些人太害怕继续上学，所以就辍学了；在高中的最后，有些人太害怕上大学，所以就辍学了；在大学的最后，有些人太害怕读研究生，所以又一群人辍学了。

罗西：这些辍学的人都是习得性限制的受害者。

艾瑞克森：当我问"你怎么看从现在开始三四年后你也会像我一样？"时，我取得了与她很好的融洽关系。她回答，"**那会挺好**。"我转回来说，"**我觉得那时见到你将会挺好**。"我已经弱化了小女孩式的迷恋。

罗西：我明白了。我当时并不知道在这一点上你正在针对移情做工作。

艾瑞克森："**你为什么认为我会今年十月来？**"——淡化我二月人的身份。

罗西：为了减少移情？

艾瑞克森：嗯哼。

罗西：你以这样一种文字-具体概念的方式做这些事情！

艾瑞克森：这样便非常容易！

罗西：(1987年) 虽然当时我同意艾瑞克森的说法，但现在，我对他认为他当时正在用来弱化被试在这一点上的移情的真正的心理动力并不能肯定。我可以推测如下：

"挺好 (nice)"这个词有很多层含义，这取决于说话者说它的方式，对谁说它，说它时语境的不同层面。似乎，艾瑞克森认为这个被试的反应"**那会挺好**"，她说这话时话语的声调、伴随的表情和身体的姿态中，既蕴含了一种女孩式的迷恋，又有一种暧昧的注意，这都暗示了一种性的移情的可能性。我们可以假设，在她不断发展的个性中，有许多相互竞争的部分，都在这种暧昧的情境中力求表达：她有一部分是小女孩，感激父亲般的二月人所提供的安全和支持；同时，她是一个正在发育中的青少年，带有性的冲动，正在寻求一种不确定的表达。在所有的可能性中，她的意识心理不可能意识到这些不同的部分，它们在她内心竞争，并以让她说"挺好"这个词的方式进行表达。然而，艾瑞克森意识到了这些暧昧，他用"**我觉得那时见到你将会挺好"这种回应来保护她。于是，与其反应相伴的声音和手势的含义，便把她暧昧的"挺好"化解、重新解释或重新建构成明确的没有性意味的"挺好"。然后，为了加强那种没有性意味的内涵，他通过威胁要改到十月份来而改变他二月人的身份，进一步弱化这种移情。尽管如此，稍后，当她说"**我没打算和你约会**"时，她又给出另一个双层面的回应。当然，约会，有浪漫的隐义，对此，她更具意识性的反应层面，通过说"**我没打算和你约会**"，进行了否认。

如果这些猜测有某种合理性，那么，它们再次说明了艾瑞克森惊人的敏锐，也显示了他用来在多个层面上接收沟通信息，并在相应层面上对它们做出反应的技巧。

1.44　二月人的第七次"探访"：催眠书写和关于动作倒错中多层含义的思考；恐惧症的生活方式；强化新的视角

艾瑞克森：（*给出他平时握手的信号。*）

　　被试：嗨。

艾瑞克森：你好吗？

　　被试：很好。你呢？

艾瑞克森：我很好。

　　被试：你说你会回来。

艾瑞克森：我这么说过，我也这么做了。现在是几月？

　　被试：十月。

艾瑞克森：火车又按预定到达了。你认为什么在掌管那辆火车？

　　被试：我不知道。

艾瑞克森：我给那班火车起了个特别的名字。我希望它装载适量。发生了什么？

　　被试：哦——聚会，学习——总之，所有的事。

艾瑞克森：有难度的科目怎么样？

被试：他们没给我们什么难的科目。

艾瑞克森：你喜欢学校的工作吗？当你回顾你作为新生的艰难日子时，你认为现在怎么样？

被试：我现在不学习了。

艾瑞克森：你取得了什么等级的成绩？

被试：我从来都是在荣誉榜上的。

艾瑞克森：我们来看看。顺便问一下，你还记得我上一次来看你吗？

被试：是的。

艾瑞克森：(从口袋里拿出纸)你能猜到那上面是什么吗？

被试：当然。我知道它上面是什么。

艾瑞克森：假如你在那纸上写过什么，把它拿起来，这样我就看不到了。那么，让我们看看，从你作为新生的那些日子以来，你是否已经有了什么根本性的变化。(艾瑞克森把注意力放在她左脚的类僵上。)都准备好了吗？

被试：都准备好了。(被试写下了图 2 靠上部的那段。)

艾瑞克森：这是你记得的你以前写那页的方式吗？

被试：不是，虽然不是，但我记得它。

艾瑞克森：有什么遗漏吗？

被试：是的。

艾瑞克森：那是什么？

被试：男孩和约会和性。

艾瑞克森：(指着图 2 上面一段她的书写)这是件很迷人的事情，不是吗？你现在会怎么读，就像它看起来的那样吗？就像某个不知道这是个错误的人那样读吗？你认为他们会怎么读？

被试："生活 (living)、给予 (giving)、潜水 (diving)。"

艾瑞克森：你怎么看那个错误？那使得它被读作潜水。

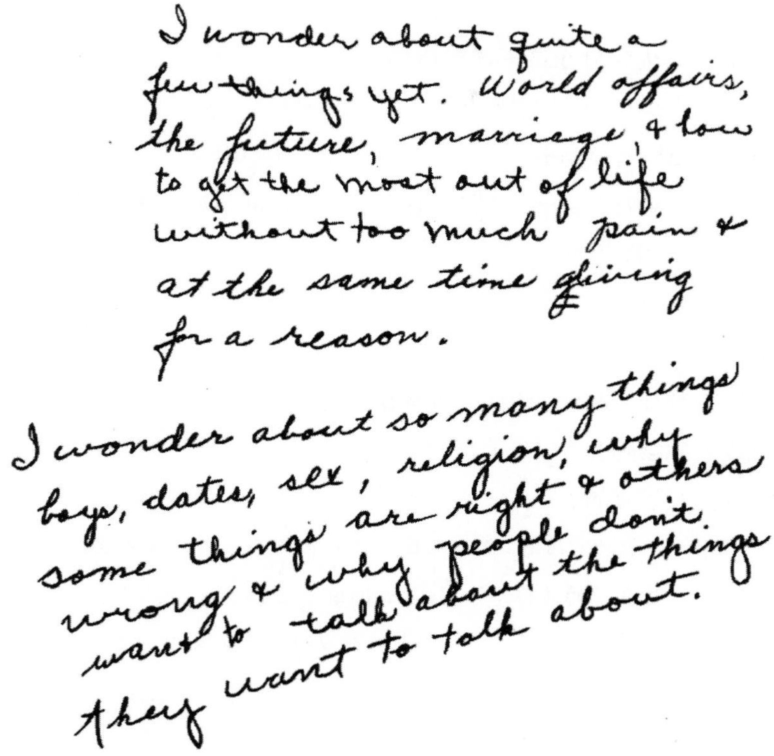

图 2　从二月人第七次"探访"开始的催眠书写。第一段（上部）写的是："我还想知道一些事情。世界事务、未来、婚姻。如何过一种没有过多痛苦的最有效的生活，以及，与此同时，因为某种原因而生活（潜水、给予）。"注意倒数第四个词的"错误"，被试已经把生活（living）、潜水（diving）、给予（giving）三个词合并到了一起。

第二段写的是："我想知道很多事情，男孩、约会、性、宗教，为什么有些事情是正确的，而另一些是错误的，并且为什么人们不愿谈论他们想谈论的事情。"

被试：我看不出有什么人因那个原因而潜水。

艾瑞克森：你认为出于某种原因，你会在某个时候去潜水吗？

被试：可能只是为了证明我自己不害怕。

艾瑞克森：不管怎么说，你还记得这张纸上的东西（*拿起图 1，但，是以一种她没法读的方式*）。按你所能记起来的，把它写出来——不管这张纸上的是什么。（*被试写出了图 2 靠下的那一段。*）我可以拿过来吗？

被试：可以。

艾瑞克森：你认为现在这一段怎么样？你是否觉得对这些情感的关切还像你是个新生时那样？

被试：他们有些幼稚。

艾瑞克森：你觉得你成长了很多。你认为我真的能把那些事情解释得让你受益和满意吗？

被试：你可能会的。

艾瑞克森：稍后的某个时间我会解释它们。

被试：到那个时候，我会知道所有答案。

艾瑞克森：你会吗？

被试：我想是的。

罗西：在图2靠上的段落倒数第四个字中，她的催眠书写说明了一种有趣的动作倒错（parapraxis），生活、给予、潜水，三个词合到了一块。在这一点上，我们可以把它读成这样一句话：潜水（成功处理她对游泳/水的恐惧）关系到过一种完整的生活，涉及获得和给予之间适当的平衡。你同意吗？

艾瑞克森：投入生活，纵情欢乐。

罗西：这么说，她的水恐惧症一定程度上跟她参与生活的方式有关？

艾瑞克森：嗯哼。

罗西：她的水恐惧症是一种隐喻，表示她从生活中撤退。所以，处理一个症状可能会对一个人整个的生命存在状态产生一种辐射性的影响。

艾瑞克森：你带着一份投入（plunge），你投入到（dive into）生活的事情中，你投入到婚姻中。我认为这应该被理解为一个问题。某个人可能只是推测：潜水（diving）可以等同于投入（plunge），并且它等同于俗话说的投入到（plunging into）工作中，投入到婚姻中。但这只是猜测。

当她说"**他们有些幼稚**"的时候，她也是在获得一个新的视角。

罗西：你用"**你觉得你成长了很多**"来强化这一点。

1.45　治疗性类比和重构：词语多重含义的练习；作为符号、隐喻和"治疗性巴别塔之塔砖"的词语

艾瑞克森：你可以抬起脚把它们放到水里多少次？

被试：次数不是很多。

艾瑞克森：如果你不先抬起脚，你就不会向前迈出一步，是吗？但我们一定不能忘记*潜水*这个词。

被试：我应该做什么潜水？

艾瑞克森：游泳怎么样？

被试：它怎么样？

艾瑞克森：你认为游泳怎么样？

被试：都没什么问题。

艾瑞克森：你喜欢吗？

被试：我不会游泳。我不怎么勇敢。

艾瑞克森：你认为有一天你会吗？

被试：也许，某一天。

　　罗西：治疗性类比和重构似乎是你在这个案例中所用的两种基本方式。

　　艾瑞克森：是啊。

　　罗西：回到1945年，你认为这两种方式是明确的治疗性技术，还是你在没有标识它的情况下，只是在做你正在做的事情？

　　艾瑞克森：我当时在标识。（这一小节的）第一句话说的是"*跋涉于婚姻之海*"。

　　罗西：你从哪里（如何）得来的？

　　艾瑞克森："*你可以抬起脚把它们放到水里多少次？*"水在这里是一个象征词。你走下"*生活之山*"进到"*婚姻之海*"。

罗西：但是在这里，你怎么联系到了婚姻？她一直没谈到过婚姻！

艾瑞克森：是没谈到，但她在谈论潜水。当你审视词语时——run（跑）这个单词有100种含义——我想出了140种含义，或更多。

罗西：所以当一个人听到 run 这个词时，他可以进入140个联结方向中的任何一个。

艾瑞克森：没错！

罗西：你利用这个打通各种各样的联结领域——问题领域。

艾瑞克森：你知道，我曾经真正读过的第一本书是完整版的大字典。* 这让我非常注意词语的丰富含义。

罗西：词语的多重含义。

艾瑞克森：我曾经与一位俄罗斯心理学家如痴如醉地仔细检视过超过100个单词的含义。

罗西：所以，你已经把它当作一种你自己的练习来做了，它可能已经增强了你自己在应用词语和取得与你的患者不同联结领域的联系方面的灵活性。你是否建议把这个作为我们所有人的一项练习，以提高我们的语言表达能力？

艾瑞克森：（艾瑞克森描述了《词汇书编纂》，这是他作顾问的两篇博士论文的题目。）

罗西：这么说，她的博士论文研究的是词语的多重含义吗？

艾瑞克森：（艾瑞克森讲述了他的儿子罗伯特，一个小学老师和字典迷，他是如何通过说明他是怎样教孩子们词语多重含义，来帮助他写博士论文的。）我认为她在这里附加了多重含义，那就是"让她的脚变湿"。

罗西：你把什么看作多重含义的暗示线索？

艾瑞克森：（当时她说，）"都没什么问题""我不会游泳""我应

---

* 见《艾瑞克森催眠文集》第一卷《催眠和暗示的性质》（1977/1980）中的"米尔顿·艾瑞克森的自我催眠"。

该做什么潜水？"

　　罗西：你的意思是，潜水有不只一个的含义吗？

　　艾瑞克森：在她特有的回答中！

　　罗西："在她特有的回答中"，你这是什么意思？

　　艾瑞克森：简单地说，当你潜水的时候，你要做的是投入到水中。但她问，她应该做什么潜水？她必定在头脑中已经有了一种（与字面意义跳入水中）不同的（意思）。

　　罗西：好吧，但这是你从她框视问题的方式中得出的推论！

　　（1987年）我最后对艾瑞克森在这一小节的解释所表现出的相当强烈的和不相信的反应，反映了我对他正在提出的问题没能完全理解——更说不上多少接受了。他关于词语的象征性和隐喻性意义运用的推论，作为他想象力的完全不可思议的延伸，在这里给我留下了深刻印象。在最后一部分，他明显把我对动作倒错潜水—生活—给予的解释标志为推测性的。但是，从我的理解来看，在这一部分，他对被试**"我应该做什么潜水？"**这个问题的多重含义的推断，似乎有点莽撞。在我看来，被试的这个问题，是对她形成已久的游泳/水恐惧症的一种非常直接的反映：如果她连进入水中都害怕，她还会做什么潜水呢！

　　这就是我们身处其中的"巴别塔"。词语的多重含义，导致每个人从不同层面，描绘对他（她）根据其独特生活经历用这些词语创造出来的推论、隐含式暗示、参考框架和信念系统相信的理由。因此，一个人合理的推论对另一个人来说可能是可笑的。在创建双方合意的信念系统以及双方合意的心理治疗途径的所有努力中，这是最基本的问题。

1.46 重构、隐含式暗示和治疗性隐喻用爱制约和弱化心理创伤；心理创伤的间接解决；通过与坚强能力的联结弱化恐惧：不知道和无意识学习

艾瑞克森：告诉我，你想怎样去学习如何游泳？

被试：好吧，我想最好的办法应该是找个教练。但是琳达就是通过被从救生筏上推到水中来学习的。这是一种挺好的方式。

艾瑞克森：我每年都记得我认识的一个叫杰森的男孩，他经常来到水坝旁边的游泳场，坐在桥墩上。他每天都会在那里，他会说，"毫无疑问，我将在今年夏天学会游泳！毫无疑问！是的，我将在今年夏天学会游泳！"他现在还没学会游泳。你认为他应该做些什么呢？

被试：我认为你可以把他推进去。但那会吓到他。应该有人帮助他。

艾瑞克森：他们应该怎样帮助他呢？

被试：他们应该告诉他水很好，他不应该害怕它，并且游泳很好玩。

艾瑞克森：只是告诉他不要害怕，并不能帮到他，是吗？

被试：是的。

艾瑞克森：现在，我可以告诉你另一个故事，说的是一个女人。这个女人非常非常害怕水，但她想学游泳，非常非常想学。但她每次都很害怕，以至她走到水边，不能进到没过脚踝的地方。有一天，她姐姐从水里向外游。姐姐会游泳，但她抽筋了，岸上非常害怕的妹妹看到姐姐快要溺水了。她非常担心她姐姐，以至她忘了她多么怕水，于是她冲了过去，狗爬式半游半趟地到深水中，把她姐姐带了回来。从此以后，她学会了游泳。在她身上发生了什么？

被试：我想她忘记了害怕。她必须去做一件重要的事情。

艾瑞克森：她有两种恐惧。一种是非常非常严重的恐慌，另一种是对能力不足的担心。但是那种非常严重的恐慌让她摆脱了对能力不足的担心，不是吗？以一种非常不愉快的方式学会了游泳，不是吗？但与此同时，也是一种非常好的方式。非常不愉快，但非常好。

对这个女人，难道你不会有很多尊重——对她有很多的喜爱和钦佩吗？还有另一件事我想让你明白。让她一直避免走入水中的那种对能力不足的担心，真的是一种衡量她的力量的方式。难道不是吗？

被试：是的。

艾瑞克森：这让她看到，无论她的恐惧多么可怕，其实她拥有如此多远超恐惧的力量，所以，她可以实际遇到它，并在适当的情境中克服恐惧。当然，她对能力不足的担心，可被以另一种方式，并且是一种有益的方式，加以利用。想起她原来多么害怕，并意识到她在还不会游泳时便真的从深水中成功走出来，这让她明白，**她可以带着那种恐惧，并把它转换成信心**。这就是她所做的。**我不知道你会对你对水的恐惧做什么？**一个人可以，在强烈刺激和危急时刻，做出意想不到的事。有时，一个人可以在一种寻求只有愉快感觉的出乎意料的情况下，做这些事情。**一个人可以从一种爱的感觉，从一种个体自我欣赏的感觉出发，去做某些事情。**就像有些婴儿突然就会走路了，因为他们突然发现，"噢，为什么要担心呢？我必须要经历那么多跌倒，那么多磕碰。"他们继续走。你不知道你将如何学会游泳。但是，**有时能够游泳难道不是一种令人愉悦的感觉吗？**

被试：是的。

艾瑞克森：那么，我不知道，我对你说过的话，是不是以什么方式帮到了你？

被试：我想是的。

艾瑞克森：我们得等等看，因为我会再回来的。我什么时候能再见到你——你知道吗？我会再回来的。在我离开之前，你还有什么话要说吗？这是二月人在发出离开一会儿的信号。

　　艾瑞克森：（*艾瑞克森指向被试这一小节第一句话"我想最好的办法应该是找个教练"中的"教练"一词*）

　　罗西：她想有个教练来学习游泳。那么，你从中看到了什么？对你来说,那有什么样的含义?

艾瑞克森:很好,她想在她的游泳中有另外一个人。

罗西:所以你说这句话具有性的含义?往深里说,某个能够教她的人?

艾瑞克森:(有点儿犹豫地点了点头,非常仔细地检查整个内容的誊抄记录。)那里的"爱"这个词……

罗西:你引进这个词,什么……?

艾瑞克森:爱!我弱化了她在与海伦关系(指她妹妹海伦差点儿淹死)中的恐惧。

罗西:你是怎么做的?

艾瑞克森:在我说完"我不知道你会对你对水的恐惧做什么?"之后,我密切注意这个情况。

罗西:它像个治疗性的比喻吗?

艾瑞克森:嗯哼。

罗西:你在她会想要再次回忆起那件事的情形中引入与爱有关的联结。

艾瑞克森:"那么,我不知道,我对你说过的话,是不是以某种方式帮到了你?"我是在把海伦和爱绑到一起。由于这是一件一带而过的事情,所以你往往会忽视了它!

罗西:对,在她心里有内在联系,这会把它提升到引起反应的强度。

(1987年)艾瑞克森是在强调人们很容易忽略他在这一小节中的策略,在这一小节,他重新诠释她妹妹差点儿淹死的心理创伤,然后把它联结到对这一事件更适合的解决上。经由把一个相似的创伤情境与这种信心("她可以带着那种恐惧,并把它转换成信心")和爱("一个人可以从一种爱的感觉出发,去做某些事情")的特性联结起来,他以一种间接方式实现了这一点。

艾瑞克森:当她说"我想是的"时,我说"我们得等等看……"

罗西：你在暗示这些信心和爱的联结会继续发展吗？

艾瑞克森：是啊。"**因为我会再回来的。**"

罗西：在这一小节的总结中，你给被试一系列治疗性的比喻，描绘了一些人们可能学习如何游泳的方式。当你指出"**让她一直避免走入水中的那种能力不足的担心，真的是一种衡量她的力量的方式**"时，你开启了一些有趣的重构。

艾瑞克森：并且重新诠释了发生在海伦身上的那次不幸的意外。

罗西：稍后，当你再说"**你不知道你将如何学会游泳。但是，有时能够游泳难道不是一种令人愉快的感觉吗？**"时，你把不知道与一个积极暗示结合起来。你因此便把意识心理也会喜欢的无意识学习放到了首位。是这样的吗？

艾瑞克森：是的，我想你应该注明那与爱有关。

罗西：对，你注明那与爱有关，以获得某些与潜水、性欲和爱有关的其他联想。

艾瑞克森：是的。

罗西：真不可思议！你正在探查——这是你探索和助长对心理创伤间接的、治疗性的解决的方式。

艾瑞克森：是的，那么现在她的害怕"**走入水中，真的是一种衡量她的力量的方式**"。她知道她可以走，并且，那种能力的大小被与她对水的恐惧联结起来。

罗西：所以你经由用她的力量和走的能力稀释她对水的恐惧来弱化它。

1.47　伴随对催眠工作的遗忘，巧妙地重新定向到表面清醒状态；心理洞见和话语的多重含义：俚语和性的联想

被试：（现在表面上是清醒的）为什么没有人说什么？苍天在上！我这是在哪里？死一般的寂静！

艾瑞克森：没死。

被试：好吧，反正是沉默。我肯定正在被打量着——稍微收拾一下。

艾瑞克森：你不想来根烟吗？

被试：谢谢你。好吧，各位，我一直在做什么？我这全部的时间一直都在做什么？你们看起来都那么地自我满足和快乐——你们中的每一个人！

艾瑞克森：你看起来并不是特别不开心。

被试：我不是特别不开心。为什么傻笑？

艾瑞克森：你认为你能被催眠吗？

被试：我不知道。

艾瑞克森：你认为你会喜欢被催眠吗？

被试：不是现在。

　　罗西：你用最后一句话（上一小节），"这是二月人在发出离开一会儿的信号"，把她巧妙地重新定向到表面清醒的状态。你并没告诉她醒过来，所以，她仍然可能处于一种梦游状态，但当她说"为什么没有人说什么？……死一般的寂静！"时，她在她的注意中包含了这个房间中在场的每一个人。

　　艾瑞克森：我回应说"没死"。

　　罗西：当她说"好吧，各位，我一直在做什么？"时 *，她已经对你一直在做的催眠工作产生了明显的遗忘。

---

* 关于催眠性遗忘之应用的理论和更多例子，见《艾瑞克森催眠文集》第三卷（1980）第二章第一节（35-90 页），特别是"催眠性遗忘的种类"（70-79 页）一文。

艾瑞克森：你对此做何反应？

罗西：嗯，她对她的催眠工作产生了遗忘。对此你还做了什么？

艾瑞克森：她已经在某个"**没死**"的地方了。她一直在真正地让它活起来！

罗西：又一个经由双层沟通的性的隐含式暗示吗？

艾瑞克森：（她说）"**稍微收拾一下**"……在那个时代（1945年），那通常会被用在什么地方？你去理个发，说"**稍微收拾一下**"。

罗西：那意味着出去赴约的准备吗？

艾瑞克森：当你去赴约时，你"**稍微收拾一下**"。那是那个时代的行话。

罗西：在补妆过程中，一个女人可以说她要"**稍微收拾一下**"。上一小节你引入了"爱"这个词，而在这一小节，或许是无意的，她正在对这个词的某些含义作出反应。你会这么看吗？

艾瑞克森：是的。

罗西：所以这是多层沟通，表示我们正在再次进到这里。

艾瑞克森：而且，她也正在提供这个词。当她们补妆时，她们用"稍微收拾一下"。（短语）"梳洗打扮"出现得晚一些。

罗西：所以我们真的一定要了解我们这个年代的俚语，不是吗？

艾瑞克森：我的问题是，"你不想来根烟吗？"

罗西："你用这句话是在做什么？"

艾瑞克森：一轮阴茎口交的快感。

罗西：那时候，在你说这个时，脑海中有这些联想吗？

艾瑞克森：噢，是的！

罗西：这不只是随意的谈话？

艾瑞克森：（摇头表示"不"）

罗西：没有什么是随意的谈话！

艾瑞克森：香烟非常容易取得，那时候，我也抽烟。在1938年，我把香烟广泛地用于调查。*

罗西：我想问个问题，与我的一个患者有关，她经历了大约一周的轻度精神病发作。她认为她是世界上最大的罪人，等等。在这段时间，她有点偏执，她说，比起我正在对她做的很多事情，我的话语中有很多深层含义，我对她不是完全坦率的，在我暗示事情的方式上，我不够光明正大。当时，在意识层面，我并没在暗示什么。你认为在这段精神病的易感期内，她领会到了比我意识到我在用的更多层面的意思吗？这就是我们所说的"精神病性的洞察力"吗？

艾瑞克森：是的。

罗西：所以，精神病患者并不是完全疯了——他们对词语的多层含义超级敏感。我们对此真的应该尊重并从中好好学习。

艾瑞克森：是的。引用自真实的回忆：一个非常不安的患者说"我很卑鄙——我给了我妹妹一根香烟"。他的经历是他和他妹妹有过性交。他的案例就表明了这一点。

罗西：在他的精神病性的意念中，他把性交转化成"我很卑鄙——我给了我妹妹一根香烟"。这无疑支持了弗洛伊德的阴茎样物体和它们的性联想的理论。

艾瑞克森：是的，但这是早在弗洛伊德之前的"诗学理论（poetic theory）"。你记下精神病患者的那些不着边际的话语，仔细检视它们，并挑选出民间传说和俚语，你时常会得到一幅非常好的表示其真实意思的图像。

（当时被试说，）"好了，各位，我一直在做什么？"

罗西：其中有一种性的含义，嗯？她还说，"**你们看起来都那么地自我满足和快乐——你们中的每一个人！**"

艾瑞克森：当她说"**不是现在**"时，她的意思是"**是的**"。

罗西：它意味着以后将会"**是的**"。在这一小节，她所有的反应

---

* 见《艾瑞克森催眠文集》第三卷（1980）第二章第五节"心理机制"（188–228 页）

都强烈地暗示，她对这次晤谈中的催眠体验产生了完全的遗忘。

1.48 性的俚语与淫词：关于其社会心理演变和功能的动力学理论

艾瑞克森： 戴伊小姐看起来非常困倦。

戴伊小姐： 今天我已经工作得相当努力了。

被试： （伸手摸便笺簿）这下面有什么东西我得看看。你知道有。你告诉我不要让你忘了它。

艾瑞克森： 你认为那里有什么？

被试： 我不知道。我写过什么。我必须说，我的书写肯定已经大不如从前了，（把纸倒过来）哇！当我说我的书写并没什么意思的时候，你明白我的意思。它看起来像"一月"的 75 种不同形式！

艾瑞克森： 它没什么意义，是吗？

被试： 我以一种非常潦草的方式写的。

艾瑞克森： 弄明白你是怎么写的，这会不会很有趣？一次就那么一点点，所以你会喜欢去弄明白。也许你会希望有便笺和铅笔，看看你是否能发现你究竟是怎么做的那种书写。

被试： 难怪他们抱怨我的书写。这看起来像我上午准备去睡觉时写的东西。我一定是用左手写的。

艾瑞克森： 哪一只？

被试： 我不知道，它们全都一塌糊涂。

艾瑞克森： 你能用左手写字？

被试： 我曾经尝试过几次，但写得一塌糊涂。这一份一定是用我的左手写的。

艾瑞克森： 这就是你能告诉我的吗？

被试： 我确实在字母 r 的笔画上有弓起。这就是我所能说的。

> **艾瑞克森：**（她说，）"我一定是用左手写的。"（而我问，）"哪一只？"
>
> **罗西：** 你这个问题表达什么意思？
>
> **艾瑞克森：** 清醒状态有一只左手，催眠状态有一只左手。

罗西：她在清醒状态和催眠状态会写出不同的东西。

艾瑞克森：（当被试说"我确实在字母 r 的笔画上有弓起"时，艾瑞克森在"弓起"一词中注意到性的俚语的另一种用法。）我知道它被那样使用（那时候是20世纪40年代）。

罗西：你的意思是，人们把更多的弓起放在他们的字母 r 的笔画上，其中有性的含义？！

艾瑞克森：嗯哼！

罗西：难以置信！

艾瑞克森：俚语变化万端！

罗西：弓起一词今天已经过时了——而且真的被看成一种"粗俗"。

艾瑞克森：哦，是的！（艾瑞克森这时开玩笑地提到其他一些过时的性交的俚语词汇。）

罗西：一旦性的俚语词汇太通俗化，它就变得太粗俗了。于是，人们不得不发明一种新的俚语，它与性的联结更少一些，这样，它更令人浮想联翩。

罗西：（1987年）这暗示了一种有趣的俚语功能新理论的基础。俚语词汇是一种新的语言发明，它能以一种使它们从过去令人遗憾的联想的压抑力量中得到解放的方式，给冲动以新鲜的表达。另一方面，淫词艳语是对听者联结结构的一种挑逗性的攻击：淫词艳语扰乱和打破了听者的态度和世界观，所以，说话者可以塞入自己的意图。实际上，俚语开始是作为一种微妙的创造性努力出现的，去表达新的或社会性压抑的冲动。但是，一旦俚语词日渐大众化，它变得承载了非常多社会附加在所涉冲动上的负面联想，这样，这个词就成为粗俗的或淫秽的了。作为淫词，在社会上，这个词在一个时期内被人们使用，它发挥着一种完全不同的功能：它被当作一根棍棒，去敲击和打碎听者的心理防线。随着淫词应用年代的增长，转而变得更为普及，大多数人对它建立起了足够的防御。这时，淫词便失去了其破坏效力，被用得越来越少，最终因变得陈旧，而消失于自然的语言消失过程中。

这可被看作关于俚语和淫词进化及其功能的一个新的动力学心理理论。它是心理的，因为它是在个体内部处理其内心联结结构的；它是社会的，因为它处理心理动力，使得载有情感的冲动在情绪上从一个或一群人传送到另一个或另一群人。像在这里所呈现的俚语和淫词的演变，对更普遍的关于新语言形式及其功能、转换和最终消亡的演变的理论，有暗示作用。语言并不像有些人所愿意相信的那样，是静态的交流工具。相反，语言的发明是一种意识演变及其斗争的表现，它力图不断从过去应用的局限和束缚中获得解放。

1.49 对未来行为更进一步的性联想的预测；通过物体放置和相关的俚语实施隐蔽的催眠诱导

艾瑞克森：我想要建议你，指出你左手写的那个，而且你知道那是用你的左手写的。

被试：我认为是那一个，但我不会为它发誓。是那一个吗？

艾瑞克森：我想让你指着一个，告诉我，绝对正确。一旦你这样做了，你会突然意识到——你不知道怎么去证明它——另外某些事情。

被试：（左手夹着烟），它是放在 X 文件下吗？

艾瑞克森：X 标示着未知。

被试：我明白了。

艾瑞克森：明白什么？

被试：未知。

艾瑞克森：你喜欢那支铅笔吗？

被试：（在换了几支铅笔之后）这是一支相当好的铅笔。我会坚持选它。

> **艾瑞克森**：（左手夹着烟）"它是放在 X 文件下吗？"
>
> **罗西**：不论香烟还是 X 都有性的联想吗？
>
> **艾瑞克森**：X 对应于接吻。
>
> **罗西**：所以在治疗过程中，所有这些性的联想都未被有意识地

谈到。关于这一点，你有没有做什么后续的事情？

  艾瑞克森：这之后，我确实知道她有过一件风流韵事。

  "X 标志着未知。"

  "我明白。"

  "明白什么？"

  "未知。"

  现在我问，"你喜欢那支铅笔吗？"然后，在换了几支铅笔之后（她回答，）"这是一支相当好的铅笔。"

  罗西：所以你问了那个关于喜欢铅笔的问题，以聚焦性方面的内容？

  艾瑞克森：我用那个是为了诱导……它是一种……的隐蔽用法。

  罗西：（1987 年）在与我的这次谈话和其他谈话中，艾瑞克森描述了他会如何用与一支香烟或铅笔的某种放置位置有关的俚语，来诱导催眠，并且同时，在被试内心引发特定的联想路径。[*]

1.50 向前和向后书写：词语联想为右脑和左脑探索路子；引发学习定势是艾瑞克森间接取向的本质

艾瑞克森：你为什么不拿另一支呢？

 被试：用两支铅笔，我看起来会很傻。他们会召唤出穿着小白夹克的人（拿着两支铅笔）我想我当时同时写下了它们。

艾瑞克森：你怎么知道？

 被试：我不知道。这是不可能的。它不可能做到！

 芬克：这令人惊讶。

 被试：我会说它是的。我惊呆了！

艾瑞克森：哪两个是你同时写出来的？

 被试：你在试图迷惑我。（指向两个单词）

---

[*] 见《艾瑞克森催眠文集》第三卷（1980）第二章中的第五节"心理机制"。

艾瑞克森：你太对了也太错了。

被试：你说了句最难琢磨的话。

艾瑞克森：你太对了。如果我试图想要发现什么，像那样，每只手里一支铅笔，你认为我会做什么呢？

被试：你会试着写字？你在开玩笑吗？你曾见过我试着用双手同时写字吗？

芬克：是的——所言非虚！

艾瑞克森：现在假设只是为了好玩，你把手放到这里，而这只手在这里。现在临摹这个，就像你当时书写那样。

被试：当然，你是在开玩笑。你不会想让我第二次犯傻。

艾瑞克森：不，我想。我认为你会喜欢观察自己。继续。另一只手也做。

被试：你在开玩笑吗？另一只甚至不能摆动。这看起来不像我以前看到过的某些东西。我忘了怎么拼写。

艾瑞克森：你肯定把它搞得一团糟。

被试：当我继续时，我必须说明这一点。它看起来不像它是的样子，但它是！

艾瑞克森：现在就停下，试着看看在你完成之前，在这里你有了什么。

被试：这样看，我当时是向后写的。

艾瑞克森：是的，这一个。这一个你是向后写的，这一个你是向前写的——两个在同一时间。这一点你怎么看呢？

被试：真是棒极了！

艾瑞克森：看到最下面的一个。当我把它翻过来，它会成为最上面的一个，不是吗？你看见了，你现在可以读它，不是吗？但这种方式，Y是底部朝上，N是底部朝上。你看到了，你只是碰巧把它写得底部朝上——向后。

被试：我多熟练啊！

艾瑞克森：是的，你当然是。你可以底部朝上和向后写，并且出于某种原因，你知道这也是你的笔迹。

被试： 哦，是的！再没什么人能制造这样一种混乱！

艾瑞克森： 而这种混乱，看起来正好，是一月。

被试： 哦，老兄！

艾瑞克森： 对它的灵光一闪就使它非常清晰；不是吗？

被试： 我很震惊！

> **艾瑞克森：** 她真的做到了在同一时间用两支铅笔写字。

> **罗西：** 你为什么在（让她）做这种向后和上下颠倒的书写，其原因是要让她做点儿她之前从未做过的事情——以唤起新的学习定势，是这样的吗？她真的同时向后和向前写了吗？她真的这么做了吗？！

> **艾瑞克森：** 你自己试试吧！

> **罗西：** 不可能！我做不到那样。（罗西现在努力地试着写简单的字母——A、X 和 R——向前和向后。）太迷人了！但我们实际上没有记录让我们可以看到她是怎样做到的，是吗？

> **瑞克森：** 是的。

> **罗西：** 它不幸丢失了。（罗西继续尝试同时向前和向后写其他字母，并咯咯地笑自己笨拙的努力。）

> **艾瑞克森：** 你给我的印象是非常幼稚。（艾瑞克森在这里谈到这件事，他现在是故意在罗西未意识到的情况下，从罗西身上唤起新的学习定势吗？）

> **罗西：** 我给你的印象是很幼稚吗？其他人也这么说过我！相比于向后写字，我可以更容易地向后用印刷体写。

> **艾瑞克森：** 你是怎样学会写字的——通过先用印刷体写吗？

> **罗西：** 是的，我认为是这样。所以，这种向后书写的真正目的是给被试一种新的学习定势。你正在试图激活她心中从未被用过的途径，目的是帮助她学习一些新的东西。

> **艾瑞克森：** 这些途径就在那里！

> **罗西：** 你在利用已经在那里的模式服务于新的学习。通过给她赋予任务，要求她禁用她平常的书写方式，探索新的不寻常的方式，你

在引发新的学习定势。这也成了一种隐喻，暗示放弃旧的处理个人问题的方式，去探索新的——对她来说不寻常的。这样说对吗？

艾瑞克森：嗯。

罗西：所以，这可以是治疗师想从中促进内部变化的任何治疗性晤谈的一部分。借助于以前从未被用过的引发你思考和努力的智力游戏，你完成了同样的事情。这有助于患者以一种新的方式思考他们的问题。你同意吗？

艾瑞克森：（点头表示是）你知道肯特-罗扎诺夫（文字）联想测试吗？（现在艾瑞克森描述了远在斯佩里的研究（*Sperry, 1968*）之前，他会如何让患者用双手同时书写词语联想，然后，以一种似乎已经发挥了左右脑联合的方式，分别得到对（左右手书写的）每个部分的言语的联想。艾瑞克森描述了很多心理学家在他们使用肯特—罗扎诺夫测试的标准化方法中是如何地严格，以及当艾瑞克森介绍他具有各自单独言语联想功能的"双手书写"时，他们是如何的震惊。）当时，在伍斯特（*1930—1934年*，他在那里从一个专科医生开始干到主治医师结束），我陷入了无休止的烦恼中，因为我做事从来不用与其他人相同的方式——正确的方式——有序的方式！*

罗西：许多心理学家都震惊了，这是件令人遗憾的事。你对左右脑词语联想方法的研究，可能早在一代人之前就预料到了斯佩里大脑半球研究的某些方面了。

艾瑞克森：是的。（在这一小节）我在教被试做一些她能做但事先不知道她能做的事情。当她说"真是棒极了！"和"我多熟练啊！"时，那真的让她感觉惊讶。这将帮助她消化吸收越来越多的催眠工作。

罗西：她已经做了所有这种前期的催眠工作，不断弱化她对水

---

* 关于艾瑞克森对肯特-罗扎诺夫词语联想应用的详细情况，见《一项凭借鲁利亚技术催眠性地诱发情结的研究》，休斯顿，沙可瓦和艾瑞克森，1934/1980。

的恐惧，助长她已经忘了的心理工作。但在这次晤谈结束之前，你想要确保她产生一种心理定势，用以消化吸收所有新的催眠式学习。

艾瑞克森：是的，那种整体的学习。

罗西：你并不是只给她一系列直接的后催眠暗示，告诉她去吸收、学习和成长；实际上，通过促进她未意识到的能力的呈现，你唤起了一种新的学习定势。由此，你在向她证明，她可以学习和做事，而无须事先知道她有这些能力。

我们可以说，这是你在催眠治疗方面的一种创新：你在未告诉患者你在做什么的情况下，引发某些有助于学习和再体验的心理定势或心理过程。引发这些心理定势，在适当的时间去做适当的内部工作，这甚至是你间接取向的本质。实际上你在利用"学习的泛化"原理：多数人都害怕新情境，但你帮助他们，把他们的成功从过去的经验推广到他们的新情境中。

艾瑞克森：（艾瑞克森举了一个很有意思的例子，讲了他童年在农场的学习情境：农民会通过把未受驯的马钩在训练有素的马的右边和左边来训练它，因为训练有素的马按照它们的步调行进，未受驯的马会自动地受到训练！）

罗西：不错，足够（聪明）的马！我们能在人身上获得成功吗？但这才是你真正学到你的治疗途径的地方——回到农场那里——而不是让你想象的实验室！

1.51 二月人的第八次"探访"：分心以弱化阻抗并促进催眠再诱导；一种自发的两年的年龄退行；梦行式催眠训练

艾瑞克森：你认为你能被催眠吗？

被试：不，现在可能不能。我太清醒了。

艾瑞克森：你想继续这个（指催眠书写）吗？

被试：不，不怎么想。我情愿不。它令人惊讶。

艾瑞克森：你把脉的技术怎么样？（艾瑞克森把手伸向她的手，好像要给她

把脉。)

被试：你取到了。频数就这么多。

艾瑞克森：(与患者握手) 哈喽。

被试：嘿。

艾瑞克森：今天是什么日子？

被试：二月。

艾瑞克森：哪一年？

被试：1943 年。

艾瑞克森：我是谁？

被试：二月人。

艾瑞克森：简单幼稚的事情，不是吗？任何时候，任何地方，我都可以用这种方式跟你握手，但只有我可以这样做。只有我可以这样做，而且只是为了正当的目的。某个时候，我会和你握手，而那将是 1945 年 3 月 30 日。那时你想见我吗？

被试：当然。

艾瑞克森：好吧。然后，到 1945 年 3 月 30 日，我想让你，大体上，非常像你现在这样。我现在可以说再见了吗？

> 艾瑞克森："你把脉的技术怎么样？"
>
> 罗西：在她刚刚因为太清醒而否认她能被催眠之后，你为什么要在这方面问那个问题？
>
> 艾瑞克森："你想继续这个吗？"意思是让你保持在（催眠）书写中。她说，"它令人惊讶。"好吧，就让她惊讶吧。我伸手取她的脉搏。
>
> 罗西：我明白了。关于把脉的这个问题容许你把手伸得更近一些，好像要给她把脉。但实际上你通过与她握手让她惊讶，在她的阻抗阻止之前，用二月人的另一次"探访"再诱导另一次催眠。
>
> 罗西：(1987 年) 利用看似把脉实为握手而产生的分神所进行的这种简短的催眠再诱导，可能正是艾瑞克森对她"太清醒"的说法

的反应，因为他可能会把这种说法看作可能的阻抗。她的无意识需要一个证明，证明它确实已经形成了条件反射：一旦实施适当的握手行为便进入催眠状态。于是，艾瑞克森在这里加强了催眠诱导，并利用这最后带有直接后催眠暗示的简短的催眠，巩固握手暗示线索："**任何时候，任何地方，我都可以用这种方式跟你握手，但只有我可以这样做。只有我可以这样做，而且只是为了正当的目的。**"在这里，我们应该注意在艾瑞克森运用这种暗示的合法性中所隐含的伦理忠告。这是一种不经意的、相当间接的暗示，但它对患者的无意识是一种非常重要的再保证，保证它的完整性将永远受到尊重。

但也要注意，艾瑞克森以一种非常微妙的、非传统的方式结束这次晤谈。他压根儿就没告诉被试她将从催眠中醒来。他结束二月人的这次探访，利用了一种假的后催眠暗示："**某个时候，我会和你握手，而那将是 1945 年 3 月 30 日。**"在她同意之后，他又补充，"**然后，到 1945 年 3 月 30 日，我想让你，大体上，非常像你现在这样。我现在可以说再见了吗？**"

表面上看，这种后催眠暗示正被用来结束这次催眠治疗晤谈——但她从没真正被要求从催眠中醒来。相反，当艾瑞克森下次跟她握手时，她将仍然处于催眠中；她将仅仅被及时重新定向到了 1945 年 3 月 30 日的当前日子。那时她将保持"**大体上，非常像你现在这样**"。那是说，她将被重新定向到正确的时间，但她仍将保持在催眠中——一种梦行式催眠：她会在日常生活中正常行动，表面上是清醒的和定向良好的；但她将继续与艾瑞克森保持极为密切的催眠关系，在这种关系中，他已经开始的催眠治疗过程将在她内心很多层面上自发地继续。这是艾瑞克森在训练患者体验梦行式催眠过程中的典型方式之一。

然后，他用一个实际上是直接暗示的问题"我现在可以说再见了吗？"结束这次二月人的探访。

1.52 表面唤醒的同时，确认催眠关系的延续；两个同时发生的沟通层面：经由时间扭曲建构遗忘和确认催眠

艾瑞克森：（*启动握手暗示线索*）你好吗？

被试：哈喽。

艾瑞克森：记得我吗？

被试：是的。

艾瑞克森：我的名字是什么？

被试：你有太多名字了。

艾瑞克森：它们是什么？

被试：听起来可太愚蠢了！二月人！

艾瑞克森：你看，我不算多高——二月是个矮月。

被试：哦。老兄！

艾瑞克森：顺便说一下，我一直很喜欢和你见面。今晚你已经做了大量工作，完全是为了你的好处和根本利益。这就是为什么时间过得这么快。现在，我想是时候让你回医院了。

> **罗西：**（1987年）为了把她重新定向到当前时间，先启动握手的暗示线索，同时在催眠中与他保持联系，艾瑞克森通过问"**记得我吗？**"和"**我的名字是什么？**"来测试她的状态。她含混不清地答，"**你有太多名字了。**"当进一步追问时，她说，"**听起来可太愚蠢了！二月人！**"这句话表明，她现在有能力在至少两个层面上做出反应。在她正常的平常清醒的意识层面，它"**听起来可太愚蠢了！**"，因为她对与二月人的会面有一种催眠性的遗忘。既然她确实提到了"**二月人**"，这表明在她与艾瑞克森的关系中，一种催眠层面的反应是可以同时被她得到的。然后他用一种双层沟通进行反应，以一种非逻辑推论的双关方式，可以同时满足她目前两个反应层面的两个部分。"**我不算多高——二月是个矮月**"，这似乎是个博同情的双关语，它使得被试可以从她清醒的意识状态用一声叹息的"**哦，老兄！**"来进行

反应。但是，对于她同时呈现的与艾瑞克森有关的催眠意识来说，这个博同情的双关语包含了艾瑞克森的间接承认，是的，我与二月人有种特殊关系——也是说，是的，在我们的催眠关系中，对你来说，我就是二月人。

这个博同情的双关语以及它在被试那里引发的反应，进一步作为一种再诱导和具有这种长时间晤谈开始时之特征的各种游戏、迷语、双关和情绪混乱情境的延续而发挥作用。如此一来，这种双关建构了一种遗忘，它促进了对二月人所有"探访"的遗忘，并帮助她在与艾瑞克森意识层面的关系中重建她正常的平常人格。

因为现在被试已被很好地确立了能够同时对两个层面（她"正常清醒的人格"和她与艾瑞克森新的催眠治疗性的催眠关系）产生反应，所以，他用他最后的结束语向她的正常人格给出再保证：它已经**"做了大量工作，完全是为了你的好处和根本利益。这就是为什么时间过得这么快"**（一种经由时间扭曲的体验达成的催眠确认）。

他用**"现在，我想是时候让你回医院了"**做直截了当的最后送别，还给她平常的护士身份。为了所有实际的目的，她现在将如同她在平时日常生活中一样好地发挥作用。但除此之外，她与二月人的催眠治疗关系同时在另一个层面上继续。我们可以推测，当她在平时日常生活中东奔西走的同时，由她与二月人的"会面"所启动的内部治疗工作，会继续在一个更无意识的层面上发生。

被试与艾瑞克森的第一次催眠治疗晤谈就这样结束了。这次晤谈持续了大约2小时，涉及8次独特的与二月人的单独"会面"。被试的第二次催眠治疗晤谈，将扩大和加深在这里已建立起来的工作，这发生在大约两个月之后。

第二次晤谈 *

多层面的沟通和存在

2.0 两个层面的存在和反应：作为多层面存在和新事物标志的混乱与冲突

芬克： 我们可以告诉艾瑞克森医生你的第一个抱怨吗？她没在学习任何东西。

艾瑞克森： 而且今晚没有鲜花。

被试： 是的，没有花。

艾瑞克森： 这里有什么你不喜欢的吗？

被试： 不，我不这么认为。

艾瑞克森： 那么，你一件事也没学到？你那是什么意思？

被试： 我当时想，我要学习一些精神病学或心理学方面的东西，但到目前为止我什么也没学到。

---

* *1945 年第二次晤谈的在场者：米尔顿·艾瑞克森医生、杰罗姆·芬克医生、被试（她也被称为"S 小姐"和"简"），以及比蒂先生。1979 年讨论的在场者：米尔顿·艾瑞克森医生、欧内斯特·罗西医生和马瑞恩·穆尔医生。*

133

艾瑞克森：你想打赌吗？

被试：不。

芬克：我问过她这个。我不认为她想打赌，即使和她自己。

艾瑞克森：为什么不呢？你认为或许你已经学到了些什么吗？

被试：它又来了。*我想要认为没有，却说是的*。但你不能同时思考两件事情。难道你能吗？

艾瑞克森：所以，你已经学到了一些东西？

被试：是的。我想这是我已经学到的东西之一。对吗？那么，人们在同一时间，思考两件直接对立的事情是可能的。

> **艾瑞克森**：她在无意识层面已经学习了一些东西，但她还没能有意识地知道这一点。

> **罗西**：是的。这次晤谈发生在前一次的两个月之后，而 S 小姐似乎对你作为二月人与她的工作产生了遗忘。她对她没学到什么东西的抱怨，来自"*我想要认为没有*"的意识层面，但她内心的某些别的东西想"*说是的*"。所以她肯定至少同时正在两个层面上体验，或者正在体验两种对立的反应倾向。

> 日常生活中，当这种事情在人们身上自发地发生时，他们往往会体验成一种混乱或冲突。可能更好的是把它理解为一个机会，可以调整到他们自己不同的存在层面，而不是用他们对于表面冲突最表面化的个人经验，简单地进行识别。混乱和冲突实际上是新存在状态的一种表现，这种新存在状态已经在无意识层面自发地从内部发展出来，并且现在正在扰动（与之冲突的）旧的已形成的态度、状态和自我意识的身份认同。*

2.1 "不知道"表明对以前与二月人的催眠工作有一种源头性的遗忘

艾瑞克森：我想知道你是不是知道你今晚为什么来这里？

---

* 这个概念的详细发展，见罗西的《做梦和人格的发展》，1972a/1985。

被试：芬克医生让我来。

艾瑞克森：你有什么理由吗？

被试：是的。我想来见你，这样我可以明白这个事情是怎么工作的。

艾瑞克森：什么事情？

被试：催眠术。

艾瑞克森：你曾被催眠过吗？

被试：是的。

艾瑞克森：被谁？

被试：芬克医生和，哦，是的，琼斯小姐。

艾瑞克森：还有谁？

被试：没有了。

艾瑞克森：你觉得催眠怎么样？

被试：我认为这是一件很好的事情。

艾瑞克森：你想要被催眠吗？

被试：当然。

艾瑞克森：你有什么特定的目的要达到吗？

被试：没什么，除了想多知道一点儿。

艾瑞克森：你的意思真的是——想要多知道一点儿吗？

被试：是的。

艾瑞克森：我可以催眠你吗？

被试：我不知道。

艾瑞克森：在你心里有什么别的答案吗？

被试：答案是"是的"。但我不知道为什么。

罗西：这一小节中她的这番话清楚地表明，在意识层面，她已经忘了先前与你的催眠治疗。这只是因为她是一个异常出色的催眠被试，还是因为从她非常真实的治疗需要来看还有很多事情要做？

艾瑞克森：不是，一旦你接纳了你的治疗，你就允许它变成你自己。

罗西：当她用"答案是'是的'。但我不知道为什么"回应你的询问时，她对以前与你的催眠工作产生了一种源头性的遗忘。

　　艾瑞克森：没错。

2.2　经由手的漂浮和隐含式指令进行的催眠诱导：利用"隐蔽观察者"；自我监控催眠体验；反应信号和催眠深度

艾瑞克森：我该怎么着手呢？

　　被试：我们看看。有各种各样的途径，不是吗？芬克医生第一次催眠我的时候，我抬起了双手。

艾瑞克森：（*抬起被试的手*）你现在可以睡吗？

　　被试：我想可以。

艾瑞克森：你愿意这样做吗？

　　被试：是的。

艾瑞克森：很好，你可以继续。你可以去睡觉。你可以闭上眼睛并进入遥远的、深沉的、香甜的睡眠。你可以进到睡眠中去感觉那种舒服。你可以进到睡眠中去感觉那种舒服，你可以享受你的睡眠，这样你会非常舒服。放松并感觉全然的舒服。放松，直到你非常舒服，并睡得很深，很深，很香。轻松、深沉、香甜的睡眠。睡得很深、很香。并且为了让我知道你正睡得很香，你的左手会慢慢抬起。当你正睡得很香的时候，但不要等到你轻松、深沉、香甜地睡去。并且让我明白，你将持续不断地、深沉地睡去，你将持续不断地、深沉地睡去，当我给你暗示的时候，你的右手会抬起来。现在你的左手已经抬了起来，让我知道你正睡得很深、很香。而你的右手正在抬起，让我知道，你将持续不断地睡去。非常好，难道不是吗？你对此感觉非常舒服吗？很好。从现在起，你可以感觉你的胳膊放松。放松并感觉舒服。我可以对我自己或其他什么人说话，对你却没有什么意义，不是吗？（*被试点头。这时，艾瑞克森概略地向芬克医生描述被试的动作。*）左手先抬起，然后右手抬起。暗示被给出，它可以向下落。左手先抬起的，先下落；然后右手下落。（*回到被试*）。我在对什么人说话吗？

被试：是的。

艾瑞克森：你注意到了吗？

被试：是的。

艾瑞克森：你对我说的话喜欢吗？一个人确实喜欢把事情做好。有些事情需要你去学习，不是吗？但你知道它是什么吗？即使很难，你还是会愿意学习吗？自从我上次见到你，已经有很长时间了，不是吗？（*被试点头*）几个月已经过去了——几周，几个月。是这样的吗？你能告诉我多久了吗？已经很长时间了，不是吗？你能告诉我今天是什么日子吗？

被试：周日。

艾瑞克森：这是几月份？

被试：六月。

艾瑞克森：哪一年？

被试：1945年。（*S小姐是对的，她很好地定向到了当前时间。*）

艾瑞克森：……说A先生和B先生在一个封闭的房间里，争论一个有争议的问题。那个房间里有多少人？贝蒂（艾瑞克森的妻子）立即回答说，"六个：如其所是的A先生；他认为他是的A先生；B先生所认为的A先生；以及同样的（三个）B先生。"我（用那种次序）在那里为它奠定了基础：

"我在对什么人说话吗？"

"是的。"

"你注意到了吗？"

"是的。"

我在（间接地）告诉她去学习忽视。

罗西：你在告诉她的意识心理去忽视，而与此同时，另一部分去领会吗？

艾瑞克森：是的——这就是希尔加德所谓的"隐蔽观察者"

（Hilgard & Hilgard，1975）。在这里，隐蔽观察者是被故意用到的。

罗西：总结一下这一小节。你通过引导她左手向上，运用你典型的催眠诱导方式；你给她睡觉和舒服的暗示；你运用隐含式指令"**并且为了让我知道你正睡得很香，你的左手会慢慢抬起**"，这样，当她在催眠中时，她可以发出信号。然后，你加上另一个隐含式指令，当她将"**持续不断地、深沉地**"睡去的时候，通过抬起她的右手给出信号。她给出了这些信号，然后用点头回应你的陈述-反问，"**自从我上次见到你，已经有很长时间了，不是吗？**"。她似乎是在一种适宜的催眠环境中，所以，你随之给出了年龄退行的暗示线索"**几个月已经过去了——几周，几个月。是这样的吗？你能告诉我多久了吗？**"当时你正希望她能自发退行到你作为二月人与她的最后一次"会面"，这样你就可以安排你当前的"会面"，这在那次之后有几个月的时间了。但没那么幸运。她对你问题的回应，表明她仍然在当前时间——还没有发生年龄退行。这或许是因为从你最后一次见到她已经几个月了，在她能应对年龄退行之前，她需要更多一点儿时间去重新熟悉催眠工作？

艾瑞克森：不，她在监视自己。

罗西：你什么意思，她在监视自己？

艾瑞克森：她已经开始意识到她要睡着了，我正在让她知道她将持续不断地、连续地、舒服地睡去。

罗西：这么说，催眠诱导过程中的自我监控，是年龄退行之前出现的一个阶段吗？

艾瑞克森：是的。她必须监视自己，这样她才知道她在哪里。然后她可以监视自己……

罗西：……本质上是为了年龄退行。米尔顿，关于这种监控你可以多说点什么吗？这是自我（ego）在观看进入催眠的过程吗？是自我在帮着管理催眠诱导过程吗？

艾瑞克森：一旦你去爬山，上到半路就够了吗？你想要上到高程的三分之二，四分之三？百分之八十？她已经知道我想让她走多远。正是自我监控使她确信她做出了充分反应。

> 罗西：所以，自我监控发生在催眠的所有时间里。你会这么说吗？

> 艾瑞克森：不，只在指派任务的过程中。

> 罗西：当你指派新的暗示，自我前来帮助这个过程，还是什么？

> 艾瑞克森：她必须衡量她在催眠中有多深。当够深的时候，这时，她可以做某些事情。

2.3 利用了"似乎"、消遣、忘记、不确定、不知道和混乱的年龄退行的途径；从 1 数到 20：艾瑞克森最喜欢的诱导之一——身处催眠而不自知

艾瑞克森：就是这个年月。但时间可以改变，不是吗？我想让你忘记某件事。我不会告诉你它是什么。但你会逐渐地、慢慢地、轻松地、舒适地忘记某件事。它几乎看起来好像可能是周一，或者也许它可能是周六，或者好像它甚至可能是周五。我想让它看起来似乎这样。我想让你在开始变得对日期感觉混乱时，觉得有点儿好玩，并去享受它。（被试微笑）这很不错，不是吗？（被试微笑）。既然你不知道这是什么日期，就很难说出这是哪周。它不得不是这周。但这周是哪周？它是五月的最后一周，还是六月的第一周？或者它不是两者中的任何一个。我想让你去享受这一点。（被试再次微笑）六月、五月、五月、六月，第一件事，你知道，四月的想法将出现在你的脑海中；而它不可能是六月，它不可能是五月，它不可能是四月。而现在，当你体验到那种感觉时，我想让你意识到你忘记了某些别的东西。你忘了它是五月，而如果你认为它是四月或三月，或者甚至如果你认为它是二月——三月，四月，五月和六月被忘记，现在，我想让你发现你并不确定它是1944 年还是 1945 年。（被试皱眉）舒服地保持睡眠。你将能够告诉我这是 1944 年的几月。一旦你准备好就告诉我，继续。

被试：我不知道。

艾瑞克森：这令人惊讶，不是吗？它几乎吓到了你。但你还能感觉到舒服，因为你会记住我。你能告诉我这是哪一年吗？

被试：是的，1942年。

罗西：在这一小节，她年龄退行了三年。那是怎么完成的？你似乎在用忘记、混乱和不知道。

艾瑞克森："它几乎看起来好像可能是周一，或者也许它可能是周六，或者好像它甚至可能是周五。"周五在周六前到来，周六在周一前到来。我在进行时间倒退。

罗西：这是你助长年龄退行的方式。* 在日常生活中，"似乎"（想象）、消遣、不确定和混乱的体验，都是我们通常不需有意控制的过程或反应。我们把这些过程看作我们对外部生活情境的自然反应，我们不去控制。但在这里，在催眠中，你让你的被试以一种受控的方式，利用这些自然反应，助长年龄退行。

艾瑞克森：而重要的是这样一个事实：周一并不在周六前到来。当你再加上另一天，像是周五，那么周六在周一之前到来。

罗西：就这样说起这些事情便助长了退行吗？*

艾瑞克森：嗯哼。

罗西：这些词引起了一种意义上的转换吗？

艾瑞克森：你使用这个词的方式。周一可能是周六之前的周一，但当你加上周五的时候，它就必定是周六之后的周一了。

罗西：（疑惑地再读催眠诱导的粗体字部分。）

艾瑞克森：当你想数到10，7、8、9、10是一种方式。试试这种方式：1、7、2、5、3、8、4、6、9、10。

罗西：再来一遍。

艾瑞克森：1、7、2、5、3、8、4、6、9、10。

---

* 关于艾瑞克森的年龄退行技术的理论和实例，见《艾瑞克森催眠文集》第三卷（1980）第二章第三节（102–142页）。

罗西：我没弄明白。

艾瑞克森：我从1数到10。我从1开始，到10结束。

罗西：但用一种变化了的顺序——

艾瑞克森：——在1和10之间。

罗西：你用这个是在试图说明什么呢？

艾瑞克森：我向你演示了如何在不让其他人知道的情况下，从1数到10。他们都承认1和10之间的其他数字（让他们心烦意乱）。

罗西：这个的目的是什么？

艾瑞克森：数到10，而不让人有意地知道。

罗西：因为在这种情况中，你已经让患者产生了条件反射，当你从1数到10时，他们便进入催眠状态吗？如果你隐蔽地从1数到10，患者将在未意识到的情况下进入催眠。

艾瑞克森：患者仍在试图（从这些数字中）找出某种其他的联系。

罗西：当意识心理因试图找出1和10之间这些数字莫名其妙的关系而被弄得心烦意乱时，患者便不自觉地陷入了催眠。所以，这是一种在患者未意识到的情况下的催眠诱导！

艾瑞克森：这是我最喜欢的方式之一。"我可以数到20，而你会进入催眠。"然后，接下来的某个时间，我说，"那么，某某人有8个孩子，他们按打计算、更省事。"*

罗西：你喜欢这种催眠诱导方式的原因，是因为意识心理无法干涉它。意识心理甚至还不知道催眠正在被体验。

艾瑞克森：没错。当你在试图解决某个问题，而且你已经有了回避那个问题的多年经验时——你（用这种隐蔽的诱导）削弱患者的

---

* 见《催眠实务》（艾瑞克森和罗西，1976）和"附有说明的催眠诱导的文字记录"（在《艾瑞克森催眠文集》第一卷，1980，206~257页）中的"艾瑞克森通过从1数到20的催眠诱导和唤醒的变化形式"。艾瑞克森可能从1数到8，然后好奇地问："孩子们真的按打计算更省事吗？"以此，以一种隐蔽的方式从1数到20。8加1打（1打 = 12）等于20！患者的无意识在答案（8+12 = 20）到达意识*之前*，把那个迷题拼到一起（于是受到暗示进入催眠）。这样患者在隐含的答案到达意识之前就处于催眠中了。

防御。

> **罗西**：这样患者可以在他们习惯回避模式还未启动的情况下，进入一种催眠治疗性的恍惚中。他们可能会惊讶地发现，他们已经处理了那个问题，甚至还不知道他们是在催眠中。关于这种在未意识到的情况下进入催眠的途径，有很多好的研究可以去做。

> **艾瑞克森**：（艾瑞克森就患者在未意识到的情况下进入催眠做了详细说明，那只是因为，他们对治疗师诱导催眠时声音的变化产生了条件反射。无论何时，只要治疗师用了那种特定的声音，患者就会在未意识到的情况下进入催眠。）

2.4 二月人的第九次"探访"：催眠书写助长舒服感，并加深年龄退行

艾瑞克森：1942 年。我是谁？（被试非常苦恼。）你还记得我吗？

被试：是的。你是二月人。

艾瑞克森：是什么让你如此震惊？你能告诉我吗？你真的可以告诉我，不是吗？你现在想跟我说吗？

被试：这不是什么多么重要的事。

艾瑞克森：我想要帮你。它让人不舒服，是吗？它真的不舒服。我不想让你心里有什么不舒服的事。我想你应该和我分享。你想告诉我吗？你可以再考虑一下。这儿有支铅笔。你也许不想说，但你可以写出来。你可能不喜欢说，但你可能喜欢写出来。你能做到吗？非常好。快点儿写出来。现在仔细听我要说的话。我是二月人。只是这意味着什么还不太确定。但它意味着的一件事是，你可以告诉我许多事情，这样你就能更好地了解很多事情。清楚了吗？你早就该告诉我你是个小女孩时的那些事情，告诉我昨天和去年或去年以前的事情。你明白吗？现在，我们需要讨论这件事吗？（被试摇头。）那么，仔细听我说。这是 1942 年，不是吗？而时间正在变化，变化，很快将不再是 1942 年了。很快将不再是 1941 年

了。很多事情正从你头脑中滑过，你正在忘记、忘记、忘记、忘记，你只不过是个小女孩——只是个小女孩，感觉幸福。现在你可以跟我说话。哈喽。

被试：嘿。

艾瑞克森：你多大了？

被试：6 岁。

艾瑞克森：你已经 6 岁多久了？

被试：大约一个月。

艾瑞克森：你知道我是谁吗？

被试：当然。

艾瑞克森：我是谁？

被试：二月人。

艾瑞克森：你见过我几次？

被试：很多次。

艾瑞克森：你还会更多次地见到我吗？

被试：当然。你说过我会。

罗西：你延伸了这个自发的 3 年的年龄退行，这是你通过先给她机会去写任何她不能口头表达的东西而让她落入的。你明显从她那里拾取了表示某种不适感的面部线索，所以你给她机会，去表达和清理在向更深年龄退行发展过程中可能遇到的任何困难。然后，你给出更直接的暗示，用二月人的身份重新认识她，这样她才真正退行到 6 岁。你会同意这本质上就是这里所发生的事情吗？

艾瑞克森：（点头表示是）

2.5 多重年龄退行；梦行式催眠训练；在不同年龄层面上的再保证；否定和反对只是新的意识和能力的伪装

艾瑞克森：很好。我该怎么称呼你？

被试：我有很多名字。

艾瑞克森： 你会喜欢我怎么称呼你？

被试： 我喜欢你叫我简。

艾瑞克森： 我为什么该叫你简？

被试： 因为没有人这么叫我。

艾瑞克森： 好吧，简。这就是我将称呼你的名字。如此说来你是 6 岁。你想看看我拥有的某个透明的东西吗？我有一个非常非常巧妙的手表。告诉它"开"。

被试： 开。（艾瑞克森"啪"地打开他的手表，被试笑了。）很可爱。再做一遍。你按顶上的按钮。

艾瑞克森： 对，就这样。聪明可爱的小姑娘，不是吗？

被试： 当然。

艾瑞克森： 你大概不认为这只手表多聪明。它只是一只好表，是吗？手表是什么颜色的？

被试： 它不是金色就是银色。我猜是金色。金色或银色，这是拉里说过的。

艾瑞克森： 谁是拉里？

被试： 我哥哥。

艾瑞克森： 当你长大后，你认为会发生什么？

被试： 哦，我不知道。我将有很长一段时间不会知道。

艾瑞克森： 还有谁在这儿？这儿还有人吗？

被试： 没有。

艾瑞克森： 只有你和我？

被试： 是的。

艾瑞克森： 某个时候，当你人长得更大的时候，当你年龄更大的时候，也许某个时候，当你身体和年龄都更大的时候，对某些事情感觉挺糟糕或不高兴的时候——也许你可以把它告诉我。好吗？

被试： 当然。

艾瑞克森： 如果有什么事让你不开心，你会做什么？

被试： 我可能会非常生气。

艾瑞克森：假如它让你很不高兴。那你会做什么？

被试：把它留在心里。

艾瑞克森：你真的就把它放在自己心里，而不去说它。你会告诉我吗？

被试：当然。

艾瑞克森：每一件事？

被试：或许。

艾瑞克森：假设那是我能帮到你的事情。

被试：我很想知道你能帮到我。也许你在跟我开玩笑。

艾瑞克森：我不开玩笑。对这样的事情，我不开玩笑。你会告诉我吗？

被试：是的。

艾瑞克森：你确定吗？

被试：是的。

艾瑞克森：好吧，我要离开你了，简。我会回来看你。这是承诺。我不知道是什么时候，但当我回来见你时，我会拉着你的手，像这样，数你的手指——1，2，3，4。现在，没有人会这样与你握手，但我会。某个时候我会回来看你，因为现在我要离开你去休息。当我回来，握手并数你的手指时，通过这种方式你便会知道我回来了。现在，我将让你做些非常有趣的事情。我会让你就这样静静地去睡一会儿。睡吧。睡吧。睡吧。睡吧。睡得很香。你会知道这是 1945 年（停顿）。S 小姐，今天是什么日期？

被试：*（给出正确的日期。）*

艾瑞克森：你睡着了吗？

被试：没有，我应该睡着吗？

艾瑞克森：你认为让你到这里来的目的是什么？

被试：我想，你想帮助我，但我不需要什么帮助。

艾瑞克森：我可能想帮你什么？

被试：我什么也不知道。

> **罗西**：在这次晤谈中，你给她重建了一种年龄退行式催眠的条

件反射，并再次说起那些连接她回到你们前八次会面的主题（成长，不幸）。在用加上的一种数手指的信号强化你的握手线索之后，你通过把她重新定向到当前日期，结束这次短暂会面的年龄退行部分。但当你把她重新定向到当前时间时，你并不真的把她从催眠中唤醒。当你问"你睡着了吗？"时，她回答"没有，我应该睡着吗？"非正式的观察员可能会认为她当时是清醒的，已很好地定向到了当前时间。但因为你没告诉她从催眠中醒来，她现在是在一种梦游式的催眠中：她像她平常清醒一样做事，但她其实处于一种与你有关的催眠中。这是你最喜欢的梦行式催眠的训练方法之一，也是评估与清醒现实不连续的催眠现实的一种手段。你同意吗？

艾瑞克森：嗯哼。任何对我帮助她的意愿的挥之不去的疑虑——我正在不同（年龄退行）层面上给她再保证。

罗西：但她最后说，"我想，你想帮助我，但我不需要什么帮助。"

艾瑞克森：她正在开始认识到——也许我确实需要帮助。

罗西：当我们真正需要什么东西时，意识心理往往是通过否定的防御，来对所需要的东西进行首次识别。我们说"我不需要它"。

艾瑞克森：嗯哼。

罗西：当我在书写时，我常常会对自己说"不，不是这样的"，而这往往正是新的想法出现在我脑海的时候。新的东西往往披着否定的伪装出现。

艾瑞克森：小贝基（艾瑞克森的孙女之一）2岁了，在她2岁的生日聚会上，她完全沉浸在她的"小脾气"中。任何东西她都说"是我的，我的，我的，我的"。接下来是"让我来，让我来，让我来，让我来"。她先定义东西是她的，然后她定义她处理的能力。

罗西：所以，当新的能力开始在孩子们身上显现时，对他们来说，重要的是，通过声明新的能力如他们自己一般（早已存在），再（利用否定的态度）通过否认他们需要某种帮助，来确立这个事实。这提醒了我：对新生儿来说，最早的重要分辨之一便是，当它吃得足够饱时，经由把头从胸前转开，来表达不（摇头表示不的起源？）。

艾瑞克森：我让被试越过了那种可能。（在这一小节的中间，被试在对艾瑞克森提供帮助说两次是的之前，她两次说到可能。）

罗西：所以我们经常使用这些非常原始的防御机制，它拒绝别人，也在拒绝我们自己心中新的东西。

艾瑞克森：非常早的。

2.6 助长对治疗工作的承诺和对治愈的期待：问题唤起和利用有利的无意识通道

艾瑞克森：现在，让我们看看。六月就在这里。七月转眼就到。然后是八月。你去游过泳没有？

被试：如果我能平静地摆脱它就不会这样了。我不太喜欢水。

艾瑞克森：为什么不？

被试：我不知道。它在某种程度上让我的心乱跳。我不知道为什么，就是感到害怕。但我就是感到非常害怕。

艾瑞克森：有多害怕？

被试：完全无法理喻的害怕。我感觉想要像个疯子似的调转方向跑开。

艾瑞克森：那么你怎么办呢？

被试：这全要看情况而定。如果我不能摆脱它，那么，我只能小心翼翼地把我的脚放到水里；然后找个借口，跑开，进到车里。

艾瑞克森：你害怕游泳有多久了？

被试：天啊，我不知道。

艾瑞克森：你愿意去游泳吗？

被试：我想我愿意。我讨厌害怕什么东西。它让我恼怒。

艾瑞克森：它是怎么开始的？

被试：我不知道。

艾瑞克森：你害怕像水这样的东西有多久了？

被试：我记不起来了。母亲说当我们小的时候，我们出去，我们经常到水里去，直到水没到我们的耳朵，她才能把我们抓回来。

艾瑞克森：你什么时候不再到水里去了？

被试：我不知道。我所知道的是，现在进到水里真的需要很大的努力。从水中出来我也感觉不到丝毫快乐。

艾瑞克森：上次游泳之后你做了什么？

被试：弄干自己，回家。

艾瑞克森：你感觉怎么样？

被试：非常地害怕。

艾瑞克森：这种感觉持续了多久？

被试：不太久。我们从护士宿舍去到——这是哪里？——亨利会所，一路上，我都能感觉到我那颗苍老的心就要跳出来了。但是，当我从水里出来之后，在回家的路上，我感到非常的清爽。那水是一流的。

艾瑞克森：你想克服那种害怕的感觉吗？

被试：当然。我想每个人都应该知道怎样游泳。我只学了那么几次，然后为了避开它，我就疯狂地跑开了。

艾瑞克森：你是说你真的疯狂地跑开了？

被试：是的。我从水里跳出来，走了一段很长的路避开它。

艾瑞克森：好吧。现在你真的想要去学吗？

被试：当然。

艾瑞克森：你认为你可以吗？

被试：我不知道。我试过所有事情。我告诫自己，并跟自己说，我不应该害怕，但一点儿用都没有。

艾瑞克森：是的，一点儿用都没有，是吗？

被试：是的。

艾瑞克森：告诫自己不会有什么帮助，是吗？你对自己所有的谈话也不会有什么帮助，是吗？

被试：有时候它有，但这件事没有。

艾瑞克森： 你认为，什么能帮助你？

被试： 我想我将不得不花费三四千美元去接受精神分析。

艾瑞克森： 但是跟你自己谈论它不会有什么帮助。

被试： 似乎是没有。要不就因为我对自己还不够严厉。

艾瑞克森： 你想跟自己打个赌吗？

被试： 我敢赌。

艾瑞克森： 你会打赌有办法可以克服这个问题吗？

被试： 毫无疑问有。

艾瑞克森： 你确定吗？

被试： 是的。

艾瑞克森： 肯定吗？

被试： 绝对。

艾瑞克森： 你认为要花多少时间来克服它？

被试： 我不知道。

艾瑞克森： 你想要完全清除它，不是吗？

被试： 哦，绝对是！

艾瑞克森： 你在心里有什么特别的帮助？有什么你想得到的帮助吗？

被试： 根据门宁格先生的说法，一定有什么事情最初引起了它。

艾瑞克森： 是的。

被试： 如果我能想到它是什么，它可能会有帮助。

艾瑞克森： 你想要想想它是什么吗？

被试： 是的，但我不能。我的意思是可惜我不能。

艾瑞克森： 通过你自己不能。但也许你可以，不是通过你自己。

被试： 也许。但是还有谁能帮我想起什么？也许我正在经受压抑。你会说我就是这样吗？芬克医生。他是斯芬克斯（带鹰翼的狮身女怪）！

艾瑞克森： 它与芬克押韵。你可能想起来，也可能想不起来。你可能行也可能不行；你或者行，或者不行，或者你行。如果有人帮你想起了，你会做什么？

被试：或许，我可以分析那个情境，并认识到，那其实是一件不应该让我感到害怕的事情。

艾瑞克森：但也许在这个情境中有些事情会让你害怕。

被试：这样我想我会害怕。如果有什么事情让我害怕，我应该想起它，因为你想起了最让你害怕的事情。

艾瑞克森：你应该想起它，并理解它，对不对？你想采取另一个步骤吗？也许你应该想起，但又不想想起。

被试：但我已经努力过了。

艾瑞克森：你可以去尝试，但你想要成功吗？

被试：是的。

艾瑞克森：你对此确信吗？

被试：是的。

艾瑞克森：你想先把烟吸完吗？

被试：是的。我可能暂时不会再吸烟了。（吸完了烟。）

罗西：这一小节说明游泳恐惧仍很强烈。她知道她"正在经受压抑"，所以你发起一连串询问，这将增强她的期待，盼望着进一步的治疗工作会帮助她想起，从而解决她的问题。相比于只是去尝试（"你可以去尝试，但你想要成功吗？"），你最后让她向自己承诺，要致力于真正的成功。我已经注意到，你经常会在你给出治疗性暗示之前，让你的患者对想要的治愈或改变先做出有力的承诺。这种承诺是催眠治疗过程一个必需的部分吗？

艾瑞克森：一个确定的心理框架（指被试的回应"绝对"）。

罗西：你想要一个更确定的心理框架，所以她回应，"哦，绝对是！"为什么在这里你要让她这么确定？

艾瑞克森：她得克服她的恐惧！

罗西：所以你又在试图唤起和利用某些心理机制。你在助长一个确定的过程，而非一个不确定的过程。为了克服这个症状，她必须确定，并且她必须做出有力的承诺。

艾瑞克森：是的。你可能有一个简单的玩具。你把它放到身后。这孩子可能不喜欢这个玩具，所以你让她猜猜它在哪只手里。

罗西：启动一种期望和一个有趣的猜谜游戏，这样，孩子就会想要这个玩具。这里有个比喻：克服游泳恐惧是被试会想知道的一个迷。

艾瑞克森：她把心力贯注到想要治愈上。

罗西：她变得心力贯注、好奇，并致力于想要治愈。所以，这是一种有利于治愈的期待定势，在催眠工作和治疗性暗示之前你先把它发展出来。这种期待定势是准备好的肥沃"土壤"，你可以把治疗的"种子"暗示播撒进去。你正在围绕创伤联结，提升她无意识的活跃性，你也正在为治疗工作激活无意识通道。

艾瑞克森：非常有利的无意识通道！

2.7 中断的催眠诱导：用重复诱导和兹戈尼克效应巩固催眠

艾瑞克森：让我和你握握手。

被试：好的。

艾瑞克森：一、二、三、四。一、二、三、四。（芬克医生把纸递给艾瑞克森。）

被试：让我看看它。我想看看，在那里他手里的那张纸上，他有什么。

艾瑞克森：谁的手？

被试：芬克医生的。好吧，我想看看。

艾瑞克森：醒过来。完全地醒来。你想看看这个吗？（向被试展示那张纸）

被试：你也没比其他什么人更有道理。

罗西：那一刻，你给她握手的暗示线索，以产生一种与二月人会面的催眠性年龄退行。芬克医生无意中因为递给你一张纸而受到她的关注。你立刻把你的诱导暗示反转成"醒过来，完全地醒来"，并允许她看那张纸，上面有某些她显然没能理解（"你也没比其他什么人更有道理"）的记录。你通过告诉她醒过来，处理这种中断，以免因为本该当即跟随这种暗示线索的催眠的失败，使得握手线索的条件反射过程被部分地消退。

艾瑞克森：是的。我不想失去那种条件反射。但因为这是一个中断的任务，她内心会存在一种要去完成它的张力。

罗西：是的，这就是兹戈尼克（Zeigarnic）效应。*

艾瑞克森：你能做的诱导越多，你就越能巩固催眠。

2.8 唤起和利用心理机制和心理过程是艾瑞克森取向的本质；通过引发和辐射舒适感建立再保证

艾瑞克森：现在睡吧。当你深沉地睡着的时候，我想让你的手停在你的腿上。去往深沉的睡眠中。当你睡得很深时，我想让你的手停在你的腿上。睡得很深很香，你会继续睡去，不是吗？继续，不是吗？继续睡去，不是吗？你会一直睡得很香。现在我想请你告诉我一些事。你能做到吗？我想让你睡去，并告诉我关于它的事。你能做到吗？花点儿时间完全准备好告诉我关于它的事。

被试：除了我受到惊吓，再没什么可说的。我只是有些关于变得发青和淹死的可怕的景象。总而言之，不是我自己，但有人变得发青，快淹死了。

艾瑞克森：有人变得发青和快要淹死的可怕景象。

被试：是的。

艾瑞克森：你的心跳得很快。

被试：它常常这样——当然，有个合理的理由。

艾瑞克森：你不喜欢那个理由吗？

被试：是的。

艾瑞克森：你认为也许我们可以发现为什么吗？

被试：也许。

艾瑞克森：你想让我们这样做吗？

---

* 兹戈尼克效应指的是，在一个完整任务被中断之后，返回到它的倾向。见伍德沃斯和斯伯格的《实验心理学》(1954)。

被试：是的。

艾瑞克森：你认为这会很容易吗？你认为这会很舒服吗？（被试点头。）你认为这会很舒服吗？

被试：也许不会。

艾瑞克森：你能勇敢地去做吗？

被试：当然。

艾瑞克森：你真的能。

被试：当然。

艾瑞克森：今晚，你有与我有关的内疚或遗憾的感觉吗？

被试：是的。

艾瑞克森：为什么？关于那个，你不必有什么遗憾或内疚的感觉。我想要非常小心地，以正确的顺序，刚好精确地做正确的事情。我做了一些并不真的让人舒服的事，不是吗？所以，你有一种模糊的感觉，认为有些事情并不完全正确，对此，你不必感到遗憾，因为这将会有帮助。你知道我在说什么吗？你很可能不知道，但我知道。我想让你对那件事感到舒服。

> **罗西**：在这一小节，你再次让她建立起对于做一些好的催眠治疗工作的期待。你用睡眠暗示再诱导催眠，然后你问她有关她对游泳的恐惧。她承认要克服它们可能不会容易，也不会舒服。你似乎觉得她由于诱导被中断而不像往常那样放松，所以你让她确信，她不必感到遗憾或内疚，你将"**非常小心地，以正确的顺序，刚好精确地做正确的事情**"。这是不是指你的顺序：先用这些睡眠暗示诱导催眠，然后像在下一小节你所做的那样，启动握手暗示线索，产生年龄退行？

> **艾瑞克森**：只是在"**我想让你的手停在你的腿上**"这部分，我想让她的手在舒服中。

> **罗西**：为什么？

> **艾瑞克森**：她可能是痛苦的，但至少一部分得到舒适和安逸。

罗西：通过让某一部分舒服，你可以启动这种舒适，并辐射到她整个系统。在这里，你的取向又是唤起和利用心理机制和心理过程以助长治疗。在你所有的工作中，米尔顿，我越来越多地注意到一些绝大多数专业人士都不明白的事情：你一直是在处理心理过程、心理机制——

艾瑞克森：——在人们内心！

罗西：在人们内心，以一种几乎看似具体的非常特殊的方式！甚至是跟你用心学习了八年，并写了《催眠实务》和《催眠疗法》之后，我还是那么地幼稚，像你今天早先说的那样。要理解这种治疗方式真的很难。你并不只是那样去分析和理解，而是在唤起和利用人们内心的心理过程。大多数专业人士即便是在阅读了你的大部分书之后，也并不理解这种方式。你真的是在唤起和利用心理机制和心理过程，而不只是在说、分析和理解！这是你的治疗取向的本质，不是吗？我们可能会说，你是一个心理机制师——你总是在处理心理机制。你会同意吗？

艾瑞克森：是的。

罗西：那么，利用、促进、转化或唤起不同的心理过程，这是治疗师的工作的本质，对吗？

艾瑞克森：（点头是的。）

罗西：对于这种取向，给我们多说一点。这真是一种不同的治疗观。大多数治疗师通常是向患者分析和解释他们对患者的理解。

艾瑞克森：我想我以前已经问过你这一点：你是怎么从这个房间换到那个房间的？

罗西：对——所有的不同方式。我可以从这个窗户出去，去中国，然后再从那个门进来。有无限多的方式。你为什么又在问我这个呢？

艾瑞克森：因为（专业的）人们在他们的思维中是如此的僵化。*

罗西：是的，大多数心理治疗只是谈话。大多数的治疗师认为他们的工作是分析和理解患者生活中在发生着什么，这样他就可以告诉患者"这是你生活中在发生的事情"。但这不是治疗。

艾瑞克森：不是。治疗是在让患者运用他自己的（心理）过程！

罗西：治疗是在让患者运用他自己的心理机制和心理过程。这不是要让治疗师成为一个给答案的人，或是一个理解患者并把这种理解顺手传给患者的智者。荒谬！那（给患者的）往往只是治疗师的偏见和投射。这不是要让治疗师把他对世界的哲学认识给患者。

艾瑞克森：每个个体都有其不同的背景。

罗西：没错。每个人都有他自己正生活于其中的独特的世界。你不能要求患者放弃他的现象学世界，而去接受你的。你只能帮助他在他自己的世界里工作。这是一个非常大的范式的转变——一种根本不同的做治疗的方式。它与日常生活是如此地不同。很多对心理学感兴趣的人说，"噢，我喜欢和人交谈。我了解人们。我认为我将成为一个心理治疗师，因为人们喜欢和我交谈，而且我也理解他们。"但只是理解人——理解他们的生活模式——是不够的。我们必须学着唤起将有助于人们改变自己生活模式的心理过程。这才是心理治疗的本质。你同意吗？

艾瑞克森：（点头是的。）

罗西：治疗的本质是与那些心理过程打交道。

---

* 见《艾瑞克森催眠文集》第四卷（1980）总体介绍中的"多数心理治疗"学校"的限制性偏见"一文。

2.9 二月人的第十次"探访"："睡觉"助长退行到 6 岁的深度年龄退行，年龄退行的治疗原理

艾瑞克森：现在，我将跟你握手。一、二、三、四。好的，现在。你多大了？

    被试：我不知道。

艾瑞克森：你不知道吗？你认为你多大了？

    被试：我不知道。

艾瑞克森：你知道我是谁吗？

    被试：是的。

艾瑞克森：我是谁？

    被试：二月人。

艾瑞克森：你 6 岁了吗？

    被试：我不这么认为。

艾瑞克森：就这样闭上眼睛，睡一会儿。我想让你成为 6 岁，成为 6 岁。我想让你跟我说话。

    被试：嘿。

艾瑞克森：你多大了？

    被试：6 岁。

艾瑞克森：这是几月？

    被试：二月。

艾瑞克森：这是二月。

    被试：你总是在二月来见我。

艾瑞克森：没错。

> **罗西：**我真的对你在做的过程中叠加到充分的催眠诱导和年龄退行中的所有那些小事感兴趣。她被年龄退行到她与作为二月人的你相处的催眠现实中，但你想让她到 6 岁，所以，你只是让她闭上眼睛，小睡一会儿，就成了 6 岁。
>
> **艾瑞克森：**当我问（要求）她是（成为）6 岁时，她可以不同意

我的问题。当我告诉她"**就这样闭上眼睛，睡一会儿。我想让你成为 6 岁**"时，她正在做某些事情。

罗西：她的无意识正在"睡眠"状态中去做；她不是在用她的意识意向去做。

艾瑞克森：没错。

罗西：这是种催眠模式：这时，无意识能够在睡眠的幌子下自动地发挥作用。她不是真的睡着了。睡眠只是一个暗示语，一个比喻，让她的无意识心理接管并做事。

艾瑞克森：一个 6 岁的孩子真的可以相信任何事情。

罗西：我明白了。那是在年龄退行状态做催眠治疗的一个有趣的理由。孩子的心理接受状态，相比于成人的心理怀疑状态，可以更容易相信，并更容易进行治疗性暗示工作。

艾瑞克森：但你不是在为孩子谈论相信。它是真的！

2.10 一种逐步克服游泳恐惧的自然取向：从犹豫不定成长到确定；将现实和推测并列

艾瑞克森：告诉我，S 小姐，最近的夏天你去游泳了吗？

被试：是的。

艾瑞克森：你喜欢吗？

被试：稍微有点儿。

艾瑞克森：我不明白"稍微有点儿"。

被试：我认为我喜欢。

艾瑞克森："**我不明白'稍微有点儿'**""**我认为我喜欢**"。当她说"**稍微有点儿**"时，她是在对自己过去的现实做出让步。我紧追不放，直到她说"**我认为我喜欢**"。我喜欢！

罗西：你容许她尽情享受她体验中的积极方面，所以，她才会说"**我喜欢**"……喜欢它！

艾瑞克森：嗯哼。这是个自然的成长过程。

罗西：一个步步紧跟的过程，逐渐走向一种完全的承认，承认某些新的她可以享受的东西——克服她对水的恐惧。这便是你的自然取向——模仿自然的成长过程。

2.11　经由重复来脱敏创伤体验：利用时间、未来和"承诺"促进回忆；把响尾蛇扫出门

艾瑞克森：是什么让你说你认为你喜欢？

　　被试：有时它有点儿吓到我。

艾瑞克森：为什么？

　　被试：有人淹死了。

艾瑞克森：你曾听说过什么人淹死了吗？

　　被试：没有。

艾瑞克森：从来没有吗？

　　被试：是的。

艾瑞克森：你可曾知道某个你认为淹死了的人吗？

　　被试：我曾以为海伦被淹死了。

艾瑞克森：海伦是谁？

　　被试：我妹妹。

艾瑞克森：那是什么时候发生的？

　　被试：不在这里。

艾瑞克森：那是在哪里发生的？

　　被试：在另一条街上。

艾瑞克森：那是怎么发生的？

　　被试：我告诉了你。

艾瑞克森：再跟我说说。

　　被试：我试图抱起海伦，我把她歪倒，掉到水里了。

艾瑞克森：然后怎么了？

　　被试：母亲来了，把她拉了出来。

艾瑞克森：她看起来怎么样？

　　被试：她全身发青。

艾瑞克森：你感觉怎么样？

　　被试：我觉得害怕。我以为她死了。

艾瑞克森：你以为她死了。

　　被试：是的。

艾瑞克森：简，我会再来见你很多次。某个时间，当你年龄更大一些，长得更高一些时，我想让你告诉我这件事。我想让你想起它的一切，并把它告诉我。你会为我做吗？某个时间，当你年龄更大一些，长得更高一些时，我想让你想起这件事，非常仔细地想起来。某个时间，当你年龄更大一些，长得更高一些时，我会跟你说话。我会叫你简，而且我会告诉你，"简，告诉我那件事的全部。一切。"你能确定这么做吗？我想让你告诉我。不是现在去做，某个时间，当你年龄更大一些，长得更高一些，当你长大时。当你说的时候，我想让你尽可能快地告诉我。尽你所能地快。如同"皮特-吹笛者-捡起-1配克①-腌制的-辣椒(peter-piper-picked-a-peck-of-pickled-peppers)！"你学过这样说吗？我想让你，某个时间，当你年龄更大一些，长得更高一些时，告诉我这个故事，它的每一个细节，即使事情的某些部分现在你已经忘了，但那时你将会想起来。即使现在你已经忘了的事情，那时你将会想起来。这是个承诺吗？

　　被试：是的。

艾瑞克森：那么，当我叫你简的时候，我该做什么，才能让你确定会告诉我？

　　被试：你可以通过问我来提醒我。

艾瑞克森：当你年龄更大一些，长得更高一些时，你会告诉我，关于海伦的一切，而且快速地告诉我。你将确定这样做。这是一个承诺？你

_____

① 容量单位，1配克约等于7.5升。——译者注

会告诉我那些即使你现在已经忘了的事情。

被试：我可能想不起来。

艾瑞克森：但你会想起来，即便你必须告诉我两遍或三遍或四遍或五遍。难道不是吗？（被试点头）当你年龄更大一些，长得更高一些时，你告诉我那件事情，不只是告诉我发生了什么事，而且要告诉我你的感觉，这可能是一件很好的事。当它发生时，你感觉没那么好，是吗？我想让你告诉我那些感觉。你会这样做吗？

被试：是的。

艾瑞克森：我现在可以让你小睡一会儿吗？

被试：是的。

艾瑞克森：并取回所有的记忆。

被试：是的。

艾瑞克森：然后，简，当你年龄更大一些，长得更高一些时，我会来看你，我会说，"简，告诉我海伦的事。"如果你是 10 岁，或 12 岁，或 16 岁，或 19 岁，甚至 25 岁，你都会告诉我。

被试：也许那时我会忘记。

艾瑞克森：我想，当一个小女孩许下诺言时，她应该遵守那个诺言。难道不是吗？

被试：是的。

艾瑞克森：这整个叙述是不怎么痛苦的。

罗西：她已经在治疗过程中有了很大进步，她可以更客观地回顾她妹妹差点儿淹死的整个过程。在这一点上，你为什么选择给她后催眠暗示，让她稍后去谈论她的游泳恐惧？现在，当她处在与你很好的默契中，也处在一种极好的年龄退行条件下，为什么不问她这件事？

艾瑞克森：一般来说，如果你现在要求什么事情，人们会变得不安，所以，你把它放到未来，那时他们可以有充分的准备——但你要得到承诺。当你承诺将来做某事的时候，这个将来便增加了她承诺的分量。

罗西：时间过去的越多，份量就变得越重，期望和动机就建立得越来越多。

艾瑞克森：你是在利用时间和未来。

罗西：那真是太棒了！

艾瑞克森："少见多怪，多见不怪"，患者诉说创伤事情的次数越多，创伤就变得越少。

罗西：你在通过让她重复诉说这些创伤故事来给她脱敏。

艾瑞克森：脱敏它，使其成为"旧帽子"。（这时，艾瑞克森讲了一个故事，他30岁的母亲来到她1岁的女儿旁边，女儿坐在小屋的地板上，看着一条盘绕的响尾蛇就在她的前面。）我母亲说，"见状，我抓过扫帚，我快速把响尾蛇先生扫出小屋，以至他（响尾蛇先生）都不知道发生了什么。"四十年后，五十年后，六十年后，她还说起，她把"响尾蛇先生"扫出小屋。她总是要加上那满怀敬意的"先生"。当她说起抓过扫帚的时候，她的声音变得更加僵硬。这是一种创伤体验，她从来没有完全地对它脱敏。

罗西：所以，有震撼性质的、好的、真实生活的故事（或口述历史）便是，人们没有对其全部原始的情感元素脱敏。在讲故事的过程中，那种原始情感会抓住说话者，听者接受和回应的正是这种情感。

2.12 双层沟通：虚幻的选择，去自然地处理烦乱；时间双重制约；引发心理定势，让被试滔滔不绝地说

艾瑞克森：很好。就这样睡去，因为我将离开。就这样睡去。一直睡到1945年6月，结果，现在是1945年6月3日（*那时的当前日期*）。（*被试醒来*）同样的老面孔。

被试：从未改变。

艾瑞克森：你想要支烟吗？

比蒂先生： 我们这里有。

被试： 你确定你还有另一包？

艾瑞克森： 是的。

比蒂先生： 我可以提供打火机。

被试： 你不抽烟太遗憾了。

艾瑞克森： 注意她说这话的方式！

比蒂先生： 你没把窗户开得够大，好让我抽烟斗，是吗？我妻子总是让我在自己的房间里睡觉或吸烟。

艾瑞克森： 我希望你喜欢你的香烟。

比蒂先生： 你介意我的烟斗吗？

被试： 不，从我还是个小孩子起，我爷爷就曾把烟吹我满身。

比蒂先生： 那么，那里——我提到在我的房间里吸烟斗，我从说我睡在自己的房间开始。现在我确实睡在一个单独的房间，因为我打呼噜太多了。这里是不是有心理学的或精神分析的意义在呢？

艾瑞克森： 在一个时间，一个问题就足够了。

被试： 你在为他解决另一个吗？你有很多问题吗？

比蒂先生： 是的，我有很多问题。

艾瑞克森： 你会很高兴地知道，在门宁格基金会时，我充分利用了与你的相识。

被试： 感谢上苍！我还有点儿用。

艾瑞克森： 我在那里讲课，我把我的注意放在了你身上。

被试： 好吧。我对某些事情有好处。那不是很好吗？今晚我到（这里）之后，我就在告诉（我的朋友），如果你等着我被催眠，而我只是坐在那里笑，这会不会很有趣？她说，"别逗了。"

比蒂先生： 你在门宁格工作？

被试： 不，我是一名实习护士，在普罗维登斯。我希望有一天结束实习并从那里走出去。

艾瑞克森： 你能告诉我一些关于你这次游泳的事吗？可以吗？ S 小姐。

被试： 我不知道我能告诉你什么。

艾瑞克森：它与你所知道的某些事情有关吗？

被试：不。

艾瑞克森：你的手在这里（*指着*），你说，当那种害怕开始时，你不知道它是什么时候开始的。8 岁的时候，你害怕游泳吗？

被试：我不记得。我所知道的是，从我记事起，我一直害怕水。反正我以前常去，但我不喜欢它。当然，如果不得已，我也可以去。当你不得不做的时候，你也能做很多事情。但我不喜欢它。

艾瑞克森：你能说多快？

被试：取决于我多疯狂。

艾瑞克森：你可以多快地说出"皮特-吹笛者-捡起-1 配克-腌制的-辣椒"？

被试："皮特-吹笛者-捡起-1 配克-腌制的-辣椒"。但我不喜欢这个。

艾瑞克森：也许你更喜欢这一个，"如果土拨鼠会扔木头那么一只土拨鼠可以扔几根木头？（how-much-wood-could-a-woodchuck-chuck-if-a-woodchuck-would-chuck-wood?）"。

被试：我喜欢这个。当我们是小孩时，我姐姐经常一遍一遍地对我们说这个。我从来不明白为什么。

艾瑞克森：告诉我，你完全准备好了吗？

被试：我要完全准备好什么？

艾瑞克森：好了吗？

被试：当然。

艾瑞克森：你说"当然"的意思是什么？这只是一个礼貌的回答，还是你的真实意思？

被试：好吧，如果那就是你的意思，我不知道我将完全准备好什么。只是这么说起它，而且"我将为它准备好"。这样可以吗？

艾瑞克森：是的，完全可以。但我们会等你吸完那根烟。

被试：等我吸完那根烟，我就会完全准备好了？

艾瑞克森：没错。

艾瑞克森：我又在不同的层面上说，"**告诉我，你完全准备好了吗？**"（*而她最后说*）"**我将为它准备好。**"

罗西：她处于一种非常接受的心理框架中。

艾瑞克森：她处在与我、与芬克医生很好的默契中，她的完全准备好与某些别的事情有关——而不只是为了取悦我们。

罗西："某些别的事情"对她自己而言是很重要的。

艾瑞克森：嗯，当她吸完烟，她将"完全准备好"。她将"完全准备好"涉及她自己在吸烟过程中的舒服。她的手很舒服，她的嘴很舒服，她"完全准备好"了。

罗西：她"完全准备好"去做一些重要的治疗工作。这种顺序安排，很好地体现了你的双层沟通方式（Erickson & Rossi, 1976/1980）的特点。你在跟她清醒的意识心理（她其实仍处在一种与你有关的梦行式催眠中）说话，但你关于"**你可以多快地说出……**"和开始"**完全准备好**"的很多话语所包含的意义，却只是针对更无意识的早期年龄层面。

艾瑞克森：是的。

罗西：当你让她说出"**皮特-吹笛者-捡起-1配克-腌制的-辣椒**"时，实际上这是一条暗示线索，你希望它能唤起先前（上一小节）的暗示，去说出更多关于游泳的问题吗？

艾瑞克森：不是，但我确实把"**皮特-吹笛者-捡起-1配克-腌制的-辣椒**"当作一条暗示线索给了她，让她跟随消除烦乱的实际过程，我正是从烦乱说到她会喜欢的事情。

罗西：这怎么能消除这种烦乱？

艾瑞克森：皮特吹笛者是我的主意。我给她机会转向她更喜欢的"**如果土拨鼠会扔木头那么一只土拨鼠可以扔几根木头？**"

罗西：这么说，你是在给她选择吗？

艾瑞克森：嗯哼，她将正好用"皮特吹笛者"来回应我的指导。当我给她提供另一种方式时，我在给她选择。

罗西：你在暗示她可以有她的选择，因为你想让她自己的内部心理动力活跃起来。这便是给人选择的重要性：即使这是一种虚幻的选择，它让他们的内心世界活跃起来了：他们仍然会做你想让他们做的事情。

艾瑞克森：用这些游戏来快速交谈，是想让她做好准备，当她告诉我那些创伤材料时，她可以毫无困难，毫不中断。

罗西：所以你的贯口游戏是另外一个例子，它呈现了你如何唤起某些心理定势，以助长治疗——在这个案例中，体现为当她必须谈论某些困难的事情时的一种"快速-说话-不带-中断-定势"。你又在引发一个可以助长治疗性反应的心理过程。

艾瑞克森：这是一种双重制约！

罗西：这种双重制约是什么？

艾瑞克森：当她说"*等到我吸完那根烟，我就会完全准备好了*"时，她是在制约她自己。当我说"*但我们会等你吸完那根烟*"时，我让她为之做好准备。

罗西：这就是我们原先所称的*时间制约*（Erickson & Rossi, 1975/1980）。

2.13　利用两种心理定势引发完整的创伤记忆：时间制约和快速说话定势

艾瑞克森：关于你对水的恐惧，你还有什么可以说的吗？

被试：（皱眉）哦，芬克医生将解决这个问题。（*对芬克医生*）还记得吗，当我在 O.B. 的时候，你出现在了大厅里？（*转回对艾瑞克森*）他进来，并谈论人们所有的那些恐惧，我告诉他我怕水。他会去处理——就像这样。

艾瑞克森：你还有什么要说的吗？

被试：也许这是遗传。我爸爸从来不想去游泳。但他不怕水——他有支气管炎、哮喘和无数种别的问题，他不能游泳。太遗憾了，他不能去游泳。事实上，当我们小时候经常缠着爸爸让他带我们到水里去时，母亲常常会对我们发火。我们过去常常缠着他带我们出去，她就很反感我们。我们过去常让他和我们一起出去。

艾瑞克森：你是怎么学的？

被试：游泳？我没学。哦，我只学了几次。我们有个邻居，史密斯先生。他是一个非常让人讨厌的人。有一次，我们去游泳——我不记得我是否害怕，我甚至不知道我们去了哪里，但有一个那种很长的码头。当时他对我说，"你想学游泳吗？"我说，"不。"他说，"跟我出去吧，我们去看看水。"于是，他拉着我的手，我们出去，到了码头，而且我所知道的头一件事是：我在水里，他也在水里。后来母亲责骂我，但他让我很生气，我踢他，抓他，就差把这家伙杀了。我试图咬他，也尝试了其他一切办法。这样，他把我带出了水，我想他认为我是无可救药的。

艾瑞克森：你为什么要踢他咬他？

被试：我不知道。我就是对他很生气。我没想到他会以那种方式把我拉到水里。他想教我游泳，但那不是做这事的方式。所以我才对他生气。

艾瑞克森：你的烟越来越短了。

被试：是的。但你会惊讶于你能把它们抽到多短。

艾瑞克森：我不会感到惊讶。

被试：事实上，在日光浴室，我以把烟头抽到最短而闻名。如果不这样，对我来说，这似乎总是一种很大的罪过。我们午餐时间有一个小时，大约用10分钟来吃他们放在你面前的食物。然后，在梳理我们的头发之后，我们还剩下大约5分钟的时间来抽烟。所以女孩们抽了这么多的烟，而我只是坐在那里，看着他们，变得越来越不舒服。

艾瑞克森：你没在抽烟。你只是在弹去烟灰。你不认为你最好吸一口吗？

被试：哦，我不知道。你吸得越多，它就变得越短。不过，让它自己烧，这有点儿浪费。目前，至少还可以吸三口左右。

艾瑞克森： 你会得到它们吗？[1]

被试： 我希望如此。那不是在撒哈拉吗？他们拿了根大头针——六个家伙一根烟。想到我以前常常速记[2]。如果我没有了手指回去，你可以向我母亲解释。

艾瑞克森： 也许你还会没有了别的什么东西回去。

被试： 你的意思是我的某些记忆会留在这里？你会与我做什么？

艾瑞克森： 把它们理清楚。

被试： 不用我在这里？

艾瑞克森： 也许。（*被试终于把烟灭了。*）简，我想让你告诉我有关海伦的所有的事。很快地，迅速地，急速地，告诉我海伦的事，简。

被试： 海伦。让我看看。

艾瑞克森： 快点，带着你有的所有感觉。

被试： 但——也许这与水有关。有一次，当我们还是小孩子的时候，我不记得我们住在哪里，但母亲正在擦地板，她用一个那种大——不是脸盆——我猜你会叫它们浴盆。对我来说，她似乎一直在擦地板。海伦是个小婴孩，但她长得几乎和我一样大。母亲走进另一个房间，把浴盆留在地板上，海伦正在那里面玩。我跟母亲说海伦在水里。她说，"那不要紧。"我告诉她海伦会全身湿透，她说，"哦，看在老天爷的份上，不要管她。"然后，我试图抱她起来。我用我的胳膊搂着她的腰，试图抱起她，但对我来说，她太沉了，她向后翻了个跟斗，落在水里。我喊叫母亲，海伦掉水里了，但她没注意。我再次喊叫她，然后**我开始疯狂尖叫**。这时母亲进来看看是怎么回事，她把海伦从水里拽了出来。

艾瑞克森： 继续。

---

[1] 表面上是问："你会吸到三口吗？"——译者注

[2] shorthand，双关"短手"，戏言香烟烧短手指。—译者注

被试：有水从她的鼻子和嘴巴里冒出来。然后母亲拍打了她的后背。然后我想她拍打了她的后背。我哭了。

艾瑞克森：现在真的告诉我海伦的故事。

被试：她好长时间没有了呼吸。我感觉可怕。

艾瑞克森：你认为，你做了什么可怕的事情？

被试：我把她抱起来，想帮她，可她差点儿淹死。

艾瑞克森：你有点儿生海伦的气吗？

被试：我气她太沉了。她把手放在（浴盆）边上。她不想让我抱走。

艾瑞克森：所有的感觉。所有的感觉。

被试：她不想让我抱走。我应该把她扔下，但我没有。我想我有点儿失去了平衡。

艾瑞克森：我想让你想起这件事的全部。告诉我其他的，简，关于海伦。

被试：她穿了一件粉红色连衣裙。那天我不想她发生什么事。那天早上她看起来非常可爱。人们都会来到这个房子，说她非常可爱，非常漂亮，而像她这样非常可爱的小孩子们可能会死，所以你必须当心他们。

艾瑞克森：你嫉妒海伦吗？

被试：不。

艾瑞克森：说实话。

被试：一点点，也许。

艾瑞克森：你嫉妒吗？

被试：是的。

艾瑞克森：继续。继续说。

被试：这很愚蠢。

艾瑞克森：所有这一切与游泳有什么关系？现在开始思考，开始认识。那与你对游泳的恐惧有什么关系？

被试：水是脏的。里面有肥皂沫。浴盆边上满是肥皂沫。有泡沫从海伦的嘴里冒出。

艾瑞克森：那与你对游泳的恐惧有什么关系？

被试：我一定是在害怕我会把人推进水里淹死他们。一定是那样。也许我害怕我会把自己推进水里。我怕有人会淹死。

> **艾瑞克森：**这是她第一次完整描述这个创伤情境。

> **罗西：**这种完整的描述最终出现在一个精准的时间点上，当时，你利用心理定势的两条间接途径被激活：(1) 当她最后吸完烟时，双重制约（或时间制约）自动发挥作用；你抓住这个关键时刻；(2) 启动你上一小节用皮特吹笛者游戏引进的"不中断快速说话"定势。时间制约和快速说话定势是两种心理定势，它们最后一起把她创伤性的、零散的联结收集汇聚成一个完整连贯的故事。我认为这可能是最清晰的逐字演示稿，它记录了你同时利用两种心理定势恢复丢失的创伤记忆，这些记忆正是恐惧症的基础。

> **艾瑞克森：**是的，它可以让她产生视觉回忆，这让它更为完整。她第一次以一种她可以开始把创伤与水和游泳分离开的方式，把它全盘托出。

> **罗西：**所以，事情的真相是，简是一个被误解的英雄，在海伦差点儿淹死这件事上，母亲才是真的有错。简试着提醒过母亲海伦在水里，但母亲没有来。简试图把海伦从水中抱出来；但这时海伦意外地滚回到水中，直到简"**开始疯狂尖叫**"，母亲才终于赶来帮忙。

2.14 用手臂类僵进行催眠再诱导：更完整地回忆作为同胞竞争根源的早期爱的缺失；作为生物反馈机制的舒服和隐含式指令

艾瑞克森：（艾瑞克森轻轻引导她的两只胳膊在空中向上。）现在去睡吧。去睡吧。去睡吧。深深地、香甜地去睡。一旦你睡得很香，让你的**左胳膊停在你的腿上**，你会保持沉睡，不是吗？（*被试的左胳膊停在她腿上。*）你知道你一直在做什么吗？你还记得你在跟我说什么吗？

被试：是的。

艾瑞克森：你知道我为什么想让你告诉我那个吗？

被试：不知道。

艾瑞克森：你很害怕告诉我，不是吗？有些事情你有所保留，不是吗？现在我想让你，在睡去的时候，再告诉我一次，而这次告诉我全部。说出整个真相。你真的会做得很好。你会很舒服地去做，这样，你就可以理解你对游泳的恐惧。你不想再这样了，是吗？当你告诉我那个事件时，我想让与你恐惧游泳有关的所有其他事情都浮现出来。你愿意吗？现在，当你睡去的时候，你愿意坐一会儿，好好想想吗？很好。**当你准备好了，你可以放下你的右手。**你认为你会有足够的勇气去做，或者我可以帮助你吗？（*被试点头*）非常好，我会帮助你。而这一次，你不会再有任何保留，你可以听之任之，一笑了之。你用不着硬逼着事情从你脑海中出来，你会完全地说出来。难道不是吗？这也不错。现在有什么特别的事情，你想让我去做，来帮助你吗？有什么特别的事吗？或者，你将只是拥有简单的信任，相信我会尽我所能，并且结果将是令人满意的吗？

被试：是的。（*停顿*）有一次，当海伦真的很小的时候，她坐在高椅子上在玩衣夹。母亲正在后院挂东西，海伦想要到离门更近一些的地方，这样她就可以看到在后院的母亲。我想把她移到靠近门的地方。所以我让爸爸进来，把她移到靠门的地方。他说不。然后我问母亲，她是否能进来，把她移到门口，母亲也没来。于是我尝试。我试着推她。我正在拉着椅子，它倒在了我身上。它砸伤了我的胳膊，海伦从高椅子上摔了下来。她不停地哭。爸爸出来看发生了什么，他问我做了什么。我告诉他我当时想把高椅子移到门口，他说，"当你被告诉不要做时，你就不应该做！"他非常愤怒。所以他打了我。他以前从来没打过我。在这之前他从来没打过我。

艾瑞克森：那很痛心，不是吗？

被试：（*流泪中*）从那之后，他再没打过我。**我想我恨了他一段时间。**

艾瑞克森： 你确实恨了他一段时间，不是吗？

被试： 的确是！那是不对的。**但我想要杀了他。**他眼瞎了吗，竟然看不见我只是在试图帮忙。

艾瑞克森： 继续。

被试： 当时母亲在哭。她告诉我去我的房间，并待在那里。**我讨厌他们所有人，我想杀死他们所有人。*** 我感觉很难过。以前我从来没想过要杀死什么人。但那时我想杀了他们。

艾瑞克森： 继续。

被试：（*停顿*）爸爸过去常和我玩。我们常常有很多乐趣。但后来海伦来了，从那之后，他就没再和我玩了。然后他也病了。我想我太小了，看不出他病了。母亲不停地告诉我们他病了，我们不应该去打扰他。那时我们常去楼上，把我们的头放在他身上，一个跟斗翻到他的腿上。从海伦来了之后，他就不再让我们这样做了。但他却常进去和海伦一起玩。然后，当我们想要跟他玩闹时，他会很生气。

艾瑞克森： 当他和海伦一起玩时，你会生他的气。

被试： **我以前常常快气疯了。**

艾瑞克森： 继续说下去。说出所有的事情。

被试： 她是最小的，奶奶说，最小的总是受到溺爱。海伦小，应该被多关注。我知道这一点。当我们长大一些时，我们常常会从她身边跑开。我们会躲到楼上，她会去找我们，但找不到我们。她会哭，我们会就让她哭。我们会坐起来听着她哭，我们只是笑。然后我长得更大一些，我认为这多傻呀。**这不是海伦的错。这是母亲的错。**

艾瑞克森： 告诉我那件事。

---

* 简是这个家庭第三个出生的孩子。在她之前有一个哥哥和一个姐姐（拉里和丽莎），接下来的海伦是老小。

被试：哦，不是这样。不能怪母亲。奶奶以前常说，如果母亲责备我们，她会出来护着我们，但她从来没做到。当我把海伦掉到水里的时候，母亲并没有责备我。**她只是看着我，好像我很坏，有点儿邪恶的坏。**但我不是。然后我常常偷偷溜进门去看她——我的意思是，看海伦。我想看看她，并为我的那种方式感到遗憾，我觉得，但我无能为力。**我那时常常对每个人都很生气。**我常常独自一个人出去哭，但是我不想让任何人看到我哭。我决不想让任何人看到我哭。

艾瑞克森：继续。带着所有的感觉。所有的感觉。继续。

被试：有一天，当海伦更大一些的时候，那是夏天。母亲、爸爸和隔壁的人——他们有个女孩叫多蒂，她很可爱，对我们这些小孩很友好——我们一起去湖边。海伦刚好大到能到处跑了，母亲要求我照看她。但我害怕。我害怕照看她。

艾瑞克森：为什么？

被试：我想，如果她**再次**全身变得**发青**会怎么样。母亲出去游泳了，附近除了拉里再没有人。但拉里正在玩球，如果海伦被淹着，我会手足无措。**她就会死。**这将全是我的过错。所以我不让她走到水里。但她哭了，母亲骂我，说我很傻，我应该把她带到水里去。这样，当她在水里玩时，我看着她。我就站在她身边，用胳膊搂着她的腰，这样她就不会受伤。

艾瑞克森：继续。

被试：然后，拉里过来照看她。他把她带到水中，让她骑在他背上。她喜欢这样。我过去和丽莎一起玩，她说，"怎么了？你不喜欢照看海伦？"我说，"是的，我恨她。"然后，想到我说了这个，我感觉很不好，因为我当时并不恨海伦——我喜欢她。

艾瑞克森：关于海伦掉到浴盆里的事，你还有什么没告诉我的吗？

被试：我喊母亲的时候，她不愿意来。她就是不愿来。我喊她，我告诉她海伦全身湿透了。我说她会生病的。当我开始哭得很大声时，她说，"好了，这事不要哭了。"然后，她就进来看看到底怎么了，当她看到海伦在浴盆里的时候，她只是看着我。

艾瑞克森：继续。

被试：海伦咳嗽了一整天。想到我做了我绝不该做的事情，我非常害怕。我只是不想让她受伤。

艾瑞克森：但你却因为她让你陷入了麻烦而迁怒于她。

被试：我不知道她为什么要紧紧抓着浴盆。我想如果她能放手，我就可以把她抱出来。但她没放手。

罗西：在这一小节的开始，你通过抬起她的手和胳膊，并暗示"去……*深深地、香甜地去睡*"，你再诱导一种更深的催眠治疗性恍惚。这是你非常典型的类僵诱导之一。* 然后，当你加上"*一旦你睡得很香，让你的左胳膊停在你的腿上*"时，你跟进了一个隐含式指令。当那只胳膊确实停到她腿上时，你把它作为一个来自她无意识的信号，表示已经准备好，你可以做进一步的催眠工作。

然后，当你说"*当你准备好了，你可以放下你的右手*"时，你把这种隐含式指令再次应用到她右手上。对她来说，这是一个信号，让她再次"舒服地"告诉你整个故事。伴随一种舒服感，反复回忆创伤，这不仅在持续的脱敏过程中很重要，而且在你引发所有有意义的细节的持续努力中也很重要。

隐含式指令是一种非常有用的间接方式，其作用犹如生物反馈信号，当她的心身系统准备伴随最舒服的感觉继续时，能让你们两个人都知道。

艾瑞克森：从正式的理论来看，所有这些记忆的编织是很重要的。

罗西：是的。弗洛伊德谈到过"症状的多因素决定"，其中谈到，像游泳恐惧这样的心理症状，是许多交织的心理压力源串联的结果。

---

* 关于艾瑞克森应用类僵来加深催眠诱导的详细阐述，见《体验催眠》（艾瑞克森和罗西，1981）。

在这次晤谈中，我们了解到，当简的妹妹**"真的很小"**的时候，简想帮她看到母亲。弄倒海伦的高椅子真的是个意外。简的父亲和母亲都不理解这一点，并开始怀疑她想伤害海伦。因为这个误解，他们惩罚简，并收回对她的爱。在她年轻的生命历程中，简第一次憎恨并想杀死她父亲，然后是"他们所有的人"（**"我讨厌他们所有人，我想杀死他们所有人"**）。

然而，甚至在这个意外之前，当海伦来到这个世界时，事情就发生了巨大变化。就是那个时间，爸爸不再和简玩耍和开玩笑。也是这个时间，爸爸病了。关于她母亲，简说，**"这不是海伦的错。这是母亲的错"**，因海伦的到来，那种关注被从简身上收回去了。当海伦差点儿在浴盆里淹死的意外发生时，那确实是母亲的过错，因为，当简最初喊叫着警告时，她没有及时赶来。到了这时，她父亲和母亲两人都有了一种怀疑的参考框架，认为简与海伦的意外有关。所以，尽管简在海伦差点儿淹死的过程中正在提供帮助，却招致母亲责怪她，看着她**"好像（她）很坏，有点儿邪恶的坏"**。

一年夏天，当海伦又大一点的时候，简又发现自己处在这样一种境地，她觉得在一个水体（湖）边上要为海伦的安全负责。由于怕她会**"再次变得发青"**和**"就会死"**，简自然不让海伦进入水中。但对于她的深思熟虑和动机良好的行为，简又一次被误解和责备。我们可以假定，这时，简把她对水的恐惧泛化到了她自己身上，而这导致了我们称之为她的"游泳恐惧症"的东西。

所以，从这种解释看，我们可以推测，是父母的爱和关注的撤回，导致了一系列误解，发展到极致，致使简因为被错误地指责试图伤害她妹妹，而**"对每个人都很生气"**。至少在这个案例中，看起来好像所谓的同胞竞争，是因为更小的弟弟妹妹出生时，父母不自觉地把关注从大一些的哥哥姐姐身上撤回所引起的直接结果。

（导致简的"游泳恐惧症"形成的这些交织的心理压力源，其中一部分被列示在下一小节最后的表1中。）

2.15 导致游泳恐惧症的诸多因素：恐惧的源头、强化和泛化；不知道和无意识过程

艾瑞克森： 还有什么你想要告诉我的事情吗？告诉我余下的一切。

被试： 母亲告诉我，如果我跟史密斯先生去游泳，他会让我知道如何成为一个真正优秀的游泳者，而我也会成为一个真正优秀的游泳者。她告诉我时，我并不想做。我就是不想做她告诉我或任何人要求我做的事情。当史密斯先生让我出去，看到水的时候，它又深又黑。我想知道海伦在哪里，我寻找母亲，但我看不到任何人。然后当他问我是否想学游泳时，我说不。他问我是否愿意把脚放在水里，然后他把我拉到水里，试图教我如何游泳。*我吓了一跳，就踢他。我是如此的疯狂，我想杀了他，但我不能，我太小了。*他从不猛按什么人入水。他说那不好。但当我在四处张望的时候，他把我拉到水中，这简直是一样的糟糕。我不害怕被猛按入水。看着泡泡向上冒挺好玩。

艾瑞克森： 就像你看着从海伦嘴里冒出的泡泡？

被试： 那不好玩。*我以为她死了。*

艾瑞克森： 还有什么事情与你害怕游泳有关？

被试： 我以前常去鲁治河，那里有一根很大的电缆线，那种——一根在顶部，一根在底部。大男孩们以前常常抓紧电缆，步行穿过去。我太小了，做不到，但我经常跟着拉里到处跑。他不在乎。有一次，他去了那里，我跟在他后面。他说他要从缆线上穿过去，他说如果我愿意紧紧抓住他的腰带，他会带我过去。穿到中途，我开始真的害怕，但他（使得我们）穿到了另一边。我们在那里玩，还摘了花，然后我们不得不把它们扔掉，因为我们不能把它们带回家。我害怕自己一个人回去。*我害怕把脚放到水里。*拉里不得不拽着我。他不在乎。他认为这很有趣。但我告诉他不要告诉任何人。*我感觉想哭，但我没哭。我不想让人知道我这么害怕。*

艾瑞克森： 那么还有什么。还有什么？

被试： 几年前——大约三年前——卡尔去了军队。我和他一起出去，另外还有一对夫妇。我们去了庞蒂克附近的一个湖。我们只是闹着玩的。我很害怕，但这是一种乐趣。卡尔在水里拉着我到处走。他并不管我是否害怕。最后，保罗弄到一条小船，这样，我们可以到湖里去。看起来好像暴风雨即将来临，但他们说，很长一段时间内不会下雨——傍晚前大概不会。那时大约是下午三点。我们出去了，天开始下雨了，电闪雷鸣。我一直喜欢这样，但浪真的挺高。我们根本无法顶着风浪前行。我很害怕，**我在拼命地颤抖**。卡尔问我是不是冷，但我不是冷。**我只是害怕死去。**最后我们回到岸上，我告诉他们我想回家。他们想去看那天晚上的演出，但我不喜欢。我认为我扫了他们那晚上的兴。但我告诉他们，我就是不想去。

艾瑞克森： 你有没有压抑你的某些感觉？

被试： 有。尽管，我不知道它们是什么。

艾瑞克森： 听我说，简。你还在睡着，不是吗？现在，有些事情，我想让你弄得非常明白。你今晚来这里，是因为一些严肃的原因，是因为一些非常严肃的原因，一些对你有意义的原因。保有对游泳的恐惧，并没有什么良好的目的，是吗？这种对游泳的恐惧给你带来的麻烦比你已经承认的更多，难道不是吗？所以，即使你看到插在有水的花瓶里的花，也会让你感到不舒服。

被试： 有时非常不舒服。我还总是为人买花。我不知道为什么。

艾瑞克森： 因为花与葬礼有关。是因为这个吗？

被试： 我不喜欢葬礼。

> **艾瑞克森：** 现在我们正越来越接近完整的故事：她的母亲、父亲和其他人在责备她。
>
> **罗西：** 只有现在，在这种更深、更舒服的催眠状态，你才获得清晰和全面的了解，诸多因素联合形成并加强了她对水和游泳的恐惧。

这种恐惧的泛化也越来越明显，她开始害怕许多偶尔与它有联系的其他事情，如花瓶里插花的水和葬礼。

艾瑞克森：当她和拉里因为无法带着他们摘下来的花穿越危险的水面而扔掉它们时，花与她的问题的（无辜）联结可能就发生了。

罗西：她不知道为什么她总是为人买花，因为她仍然不知道花、水（创伤）和死亡在她脑海中的多重联结。当她用"**有。尽管，我不知道它们是什么**"回答你的问题"**你有没有压抑你的某些感觉？**"时，她的不知道又是一个标志，表明自发的无意识过程力图在反应中谋求表达。

与拉里一起在缆线上穿越河流的危险活动强化了她对水的恐惧，然后又泛化到了他们为了从缆线上穿过而不得不扔掉的花。死亡与水的联系，在几年后，当她"**只是害怕死去**"的时候，得到了强化，当时，在危险的暴风雨期间，她与卡尔及另一对夫妇被困在一只小船上。她对水的恐惧之形成、强化、泛化这三个阶段列示在表1中。

表 1. 心理应激的多种因素导致简的游泳恐惧症：
对水和死亡的恐惧形成（阶段 1—5）和强化（阶段 6—7）的七个阶段

初始的创伤	人际反应	心理影响
1. 被试妹妹海伦的出生	父母亲撤回对简的关注；父亲生病并撤回对简的关注。	"我以前经常非常愤怒。"
2. 被试跟婴儿海伦的高椅子事故	父母认为简对海伦有恶意，并因此而惩罚她。	简想杀了父亲和母亲；躲开海伦。
3. 海伦差点儿在她姐姐简的手头上淹死在浴盆里	母亲和父亲坚定地归咎于简，认为她"邪恶"。	简开始对每个人都感到愤怒，并且不想让任何人看到她哭。
4. 简在湖边负责照看海伦	"她（海伦）就会死。这将全是我的过错。"	恐惧泛化到所有与海伦和水有关的情境。水开始与死亡联结。
5. 史密斯先生试图强迫简游泳	简被"吓坏了"，踢史密斯先生，并"想要杀了他"。	泡泡、水和游泳再次与死亡联结起来["我认为（海伦）死了"]。
6. 与拉里在河上危险的缆线上行走	"我害怕把我的脚放到水里……我感觉想哭，但我没哭。"	对水的害怕被强化和泛化到被丢掉的花。
7. 暴风雨中的小船——穿过湖面	"我在拼命地颤抖……我只是害怕死去。"	死亡与水的联结进一步强化并泛化到葬礼。

2.16 从催眠中醒来，解决意识层面的阻抗：左右脑半球的推测；
症状与治愈之间转换的双层面矛盾情绪

艾瑞克森： 现在，你来这里是为了一个非常严肃的目的：了解你对水的恐惧、你的害怕和你的焦虑。那么，你真的想要克服那些害怕和焦虑吗？你认为你已经迈出一步了吗？现在，我要让你再迈出另一步。你愿意这样做吗？*很快我将唤醒你，并且，我想让你记住你在睡着时所说的每一件事：你是怎么恨你母亲，恨海伦，恨你父亲和所有那些事情的。我想让你真的试着理性地、理解地跟我讨论它们。你会这样做吗？我想让你记起这些事情中的每一件，并谈论他们。你会这样做吗？*

被试： 好吧。

艾瑞克森： 现在，醒过来。醒过来，现在。你感觉怎么样？累吗？

被试： 精疲力尽。我感觉我好像已经单方输掉了一场战争。

艾瑞克森： 你确实是难以置信的聪明。所以你单方输掉了这场战争。你输掉的这场战争是什么？

被试： 只有老天爷知道。但我输掉了它。我确信如此。或者也许我赢了它。我不知道。不管怎样，（输和赢）任何一方都会累。

艾瑞克森： 你今天晚上为什么来这里？

被试： 我猜是因为我想再次见到你。

艾瑞克森： 干什么呢？

被试： 我不知道。我的意思是——你告诉我你会再来看我。

艾瑞克森： 你认为你今年夏天会去游泳吗？

被试： 我不知道。我可能会吧。

艾瑞克森： 你心里有两个答案吗？

被试： 是和不，像往常一样。

艾瑞克森： 你以前曾有过思考与游泳有关的"是"和"不"那种经验吗？

被试： 没有，我通常回答一个果断的"不"。然后，偶尔，结果发现我是情非得己，因为我总是不能优雅地摆脱这种情境。算了，吸我的烟吧。

艾瑞克森：当你一周接一周地接受心理分析，却什么也没发生时，他们称之为阻抗。我正在通过让她回忆起与这种清醒状态有关的（这些创伤事件），绕过这种阻抗。

罗西：你给她一种很直接的后催眠暗示"**记住你在睡着时所说的每一件事**"并"**真的试着理性地、理解地跟我讨论它们**"。

然后你很直接地让她"**醒过来，现在**"。不再是梦行式的催眠；她便清楚地醒着，这样，她可以在一种完全清醒的状态下，理性地讨论她最近回忆起来的所有创伤内容。如果我可以继续我在你的这种方式中关于左右脑半球反应的推测，我会说，你正在通过让她的自我意识——她更为超然、分析和逻辑的左脑进程——去接收和整合以前被锁定到她的无意识或右脑反应进程中的那些东西。在这些右脑反应进程中，她的创伤，可以只是通过游泳恐惧以及它泛化到对花、死亡和葬礼等的恐惧"表演出来"。

艾瑞克森：她知道她已经经历了一场战争，却对她刚刚完成的催眠工作产生了遗忘。

罗西：是的，醒来后，对你的问题她今晚前来是为什么，她回答"**我不知道**"。对你关于今年夏天游泳这个关键问题，她又回答了"**我不知道**"。然后，对你这个尖锐的问题"**你心里有两个答案吗？**"，她用这种矛盾的"**是和不，像往常一样**"进行回应。我认为这种矛盾情绪是第一个真正的证据，表明你正在打一个楔子，进入她对游泳最失败主义的意向的铁幕中。

艾瑞克森：是的。

罗西：这种矛盾情绪是一个典型标志，表明另一种意向或潜能正在她内心发展。

艾瑞克森：（用力地点了点头。）

罗西：她的回答"**是和不，像往常一样**"，意味着在她心里有两个层面的反应同时在迫切地寻求表达：她平时"不"的习惯意向加之新的治疗性的"是"的可能性。这一刻，她被悬停在症状和治愈中间。

当她在清醒中说出那句略带辛辣的俏皮话**"我感觉我好像已经单方输掉了一场战争"**，你语焉不详地回以**"你确实是难以置信的聪明……你输掉的这场战争是什么？"**那都是在说什么？

艾瑞克森： ［*艾瑞克森指着简自动书写字母 t-e 时的一个段落（第2.23小节下），当那两个字母加到战争（war）中间时，就变成了水（wa-te-r）。艾瑞克森有着非凡的洞察力，辨识出她的俏皮话输掉战争，真的是一种玄妙的指涉（一种双层反应），暗指丢掉她与水（wa-te-r）有关的症状。*］

2.17 对创伤记忆的完全的意识整合：与全部催眠治疗过程有关的直接的、开放的沟通；对死亡的领悟

艾瑞克森： 那么，你今晚来到这里，为了一个特定的目的。今天晚上到目前为止，你有没有过在催眠中？

被试： 有。

艾瑞克森： 结果你觉得累吗？

被试： 是的。我永远不会忘记那个晚上，芬克医生催眠了我，后来我抱怨因喝了你给我的饮料而头痛。然后，那天晚上当你问我，我从这里往上或从这里往下是否痛（1.6节）时，我说不痛，但我认为"那是谎话"。我猜，那是我的无意识。后来，护士戴伊说，我当时是在告诉她我无法去上班，而她说那饮料里一定有什么东西。我说，"那就等等，等我见到他。"然后我就把它忘了。

艾瑞克森： 好吧，现在，还有一些事情我想让你今晚去做。你已经在催眠中，并且你也已经醒着。你此前醒来时，已经告诉我们你对于游泳的焦虑，并且在催眠状态时，你还做了一件极好的工作去讨论它。现在我想让你真的完全记住来到你脑海中的每一个念头、想法和感觉，还有那些你已经描述过的。我想让你重新检视它们，公

开、诚实、完全地讨论它们，并完全清醒地去做。

被试：我可以从哪里开始？

艾瑞克森：你可以从哪里开始？

被试：他甚至不会指定一个范围。好吧，我们来看看。首先，我意识到我极其嫉妒海伦。这很愚蠢，但可能是自然的。

艾瑞克森：不只是愚蠢。

被试：是的，如果你愿意。

艾瑞克森：如果你愿意。

被试：如果我愿意。在她出生之前，我是最小的孩子。我无疑是最受宠的。我肯定是——最小的孩子总是会受到些宠爱。就是说，拉里也许会恨我。我一定要去问问他。我以前常常对海伦很生气。她那么小，你不应该生小婴儿的气。但我以前常对她生气，气到真想掐死她。不要照字面理解我的话。我真气到想杀了她，但虽然，即使我被激怒，我也不认为我会那么做。关于高椅子这事——我不认为我会忘记。我那时对生活、对人是彻底地厌恶。也许这就是为什么我现在多数时间仍然对人感到厌烦的原因。这多么愚蠢。人们拒绝看到明摆着的事情，他们看到的一切都不是明摆着的。每个人全都是糊涂的。在那之前，我不记得爸爸曾对我们说过一句气话。我们可以把他的头发几乎连根拽出，他都不会说什么。但当我把海伦从高椅子上歪倒出来，他就疯了。我可以理解。你不是乱走把婴儿弄翻到地板上。但他不应该乱发脾气。我很气愤地认为，他没能看到我是想帮海伦，让她能看到母亲，这样她就不用喊破她的傻脑瓜了。当父亲打我时，我想，"没有人爱我。我是一个被遗弃的人。"我开始恨所有的人，包括海伦。我不认为我对丽莎和拉里有什么感觉。我不受他们影响，或者他们不受我的影响。但那时，当我弹海伦的头时……我记得邻居常常过来说，"她真漂亮。她看起来就像一幅画。她看起来就是婴儿看起来应该是的样子。"我记得那些女士中有一位说，"你必须得小心，因为这么漂亮的孩子可能活不下来。"我想，"如果我继续这样做，她就绝不会活下来。"我猜这就是为什么他们认为我在试图杀了她。可能我就是。是的，我想我是。我年纪还太小，杀不了人。然后，紧接着发生了浴盆事件和母亲给我的灼热的目光。甚至在海伦没事了之后，我还一直认为她会死去。她整日整夜地咳嗽。我想她一直让母亲醒着。但从那之后——当然，一段有限的时间内，我是一个被遗弃的人。但然后，我似乎总是有种喜好，要去做一些我被告知不要去做的事。

然后发生了一件事情，事关史密斯先生——他相当有特点。当然，既然我记得这事，他想必是个好家伙——但当时，我不这么认为。他有一对双胞胎，他们真的很小。当然，我们也很小，但他们年龄比我们还小。他们当时 6 岁——肯定是 6 岁——我们以前经常过去跟他们一起玩。我记得母亲告诉我们史密斯先生是德国人。在两个婴儿出生前，他希望他妻子回到德国，这样，孩子就可能出生在德国，是德国公民而不是美国人。这立即使我觉得他糟糕透顶，简直多此一举。但我猜，那也挺自然，因为他出生在德国。他对他妻子很生气，因为那时她不愿回去。他对我们这些小孩总是很好。他以前常带我们出去玩，但我常常待在他够不着的地方。

罗西：*她现在已经完全清醒，并在整个治疗性会面中，你似乎第一次在告诉她"你已经在催眠中，并且你也已经醒着"的过程中表现出一种坦率和直接。你想让她现在在"真的完全记住来到你脑海中的每一个念头……公开、诚实、完全地讨论它们，并完全清醒地去做"。这种单一层面的、开放的、诚实的和直接的方式，非常具有你在催眠治疗工作困难期临近结束时的特点，这时，你会"全部告诉"你的患者——你对他们间接工作的方式，等等。*直接强调她"非常*

---

* 艾瑞克森"说出全部"方式的更多例子，见《催眠疗法：探索性案例集锦》（艾瑞克森和罗西，1979）中的各种案例研究。

清醒地去做"非常重要，因为你不想让她在给你回顾这些催眠事件时，回到你梦行式催眠的条件反射模式。这也是你在最后部分后催眠暗示的目的，当时你告诉她，"**很快我将唤醒你，并且，我想让你记住你在睡着时所说的每一件事……**"

顺便说一下，我真的很喜欢你的方式：通过称她的感觉为愚蠢，很直接也很清醒地不让她贬低自己。

所以，在这里，她第一次对自己和她早期家庭关系，有意识地表达出一种清晰的、充满情感的均衡的认知。你觉得这是你一直在努力帮她达到的那种自我认知吗？

艾瑞克森：现在，这条路，她只走完一部分。

罗西：还有什么需要做的？

艾瑞克森：对死亡是什么的领悟。

罗西：在这一点上，那种领悟为什么重要呢？

艾瑞克森：在与它的关系中提到奶奶时，那个年纪还不能让简去理解死亡到底是什么。

罗西：她正在整合死亡是什么这一重要认知。这是你正在整合的整个图像。

艾瑞克森：这与她关于战争现在到底意味着什么的领悟有关。

2.18　意识和无意识对催眠治疗工作的评估：用于催眠诱导的意念动力信号

艾瑞克森：你对你现在的表现满意吗？

被试：不。

艾瑞克森：让你的手写出答案。你对你现在的表现满意吗？

被试：（*自动地写出"不"*）我们走吧，哈里。但我想不起什么别的事。

艾瑞克森：简可以去游泳吗？让你的手来回答。我想让它快速地回答。

被试：（*写"是"*）它并没什么意义。这就是当我问自己那三个人的名字时所发生的。芬克医生，你又要开始记笔记了吗？

芬克：你能用这支铅笔写得更好一些吗？

被试：不。我想也许你当时又正在写什么——一些那种愚蠢的安阿伯大河之类的东西。

芬克：你知道一些与安阿伯有关的事情，不是吗？

被试：我曾路过那里。

芬克：你曾去过那周围吗？

被试：不长时间。

艾瑞克森：简，如果我可以打断你，就让你的左手落下。

被试：（左手慢慢降低。）我很高兴我不必——抄写这个。

艾瑞克森："我很高兴我不必——抄写这个！"

被试：那是什么意思？来吧——教教我。

艾瑞克森：（对比蒂先生）现在你明白为什么我说这不是一个非常简单的过程了吗？

被试：那是什么意思？

艾瑞克森：你不必担心它。

被试：我从来不必担心什么事情。沉默是金。那是什么意思？

艾瑞克森：我们会弄明白。

被试：这让我想起，过去，海伦在她能够写——所有这些涂鸦（指着在芬克医生和艾瑞克森之间传递的纸）之前，常常写一些字母。我知道了，你们以为我不会看它。明天我会讨厌你们的。

艾瑞克森：我看到你的左手正在很好地下落。难道你会不这么说吗？

被试：不，我会。

艾瑞克森：很好，（对芬克医生）回答是肯定的，但字母 s 是通过铅笔的一种伪装的移动完成的。它跟在单词 Monday 后面，然后是一种潦草的笔迹，关于这种笔迹，她说过关于抄写的一番话。她以前提到过她常常作速记。

被试：继续。这很有趣。

艾瑞克森：明天会发生什么事？

被试：明天？

艾瑞克森：是的。

被试：我将用"杨医生"擦洗（scrub）。你知道"杨医生"。实际上，他们两个。

艾瑞克森：明天还会发生什么事？

被试：我要归还图书馆一本书，谢谢你提醒我。

　　　　罗西：现在，你在仔细地评估她在意识和无意识层面对治疗工作的满意度。在意识层面，她说"不"，她不满意；在无意识层面，她用自动书写也回答"不"。但对你关于可以去游泳的问题，她却能自动地写"是"。一些治疗效果已经取得，但还有更多工作需要去做。

　　　　然后，当你说**"如果我可以打断你，让你的左手落下"**时，实际上，你是要求她的无意识给出信号，是否可以打断她的意识心理。她的左手以一种具有无意识意念动力信号特征的方式慢慢下落。当然，这也是，在她不是很清楚地知道的情况下，开始再诱导催眠的一种方式。

2.19　有利于进一步脱敏和让她安心的催眠诱导、涂鸦和自动书写

艾瑞克森：就这样睡去。去睡吧。**轻松、深沉、香甜地睡去。**你现在睡着了吗？睡得很深，很香，你确实这样，不是吗？非常好。现在，我想让你自由、轻松地用这只手，去重写你以前在写的东西。**自由而轻松地写。**（被试书写。）我能读它吗？

被试：是的。

艾瑞克森："昨天是周一。步行到库兹克最无聊了。再想一想，简。一定有办法。"你在试图引入其他什么事情吗？还是你正停留在那个水的问题上？或者你在试图引入其他什么事情？可以保持睡着，但跟我讨论它吗？这样我才能更好地理解它。保持睡着，并自由地讨论它。

被试：我以前常去位于罗慕洛的学校，我们经常走出去，到库兹克，每

周两次、三次或四次。有时我们到那里去游泳。

艾瑞克森： 继续。

被试： 我以前常常很害怕。我认为那非常愚蠢，因为没有什么可害怕的。以前小孩们常取笑我，我也常笑，因为这很有趣。他们会带我出去，有人会一边一个抓着我，与我一起向水里走去，直到我进入没到我脖子的水里。但那时，我并不认为我真的很害怕，但不知怎的，我还是不得不回到岸上。我会夺路而逃，疯了似地跑向码头。我一直在想，我是否能让自己走出去，让自己去游泳。我想出了办法。有一次我独自出去。库兹克很美，而且那天夜里很黑。水看起来让人讨厌，但我想，"机不可失。"所以，我走进去又走出来挺远一段距离，而且就这样在水里走着，直到它没到我的肩膀，我不知道为什么，但我想到人会淹死，我想，"也许我最好还是回去"。但我没有，我继续，因为我认为如果我能让自己做到，那么我就能学会游泳。接下来的事情，我知道回到了岸上。

艾瑞克森： 继续。（停顿）你知道你的手正在写的是什么吗？

被试： M-e-r-c-y（幸运）。

艾瑞克森： 很好。跟我说说它。

被试： 那并没有什么意思。

艾瑞克森： 现在你知道它其余的将是什么吗？

被试： 将是原因。

艾瑞克森： 你能解释一下吗？

被试： 不能。

艾瑞克森： 你害怕知道那是什么意思吗？

被试： 是的。

艾瑞克森： 那个幸运意味着什么吗？

被试： 我不这么认为。

艾瑞克森： 简，让我们看看手怎么说。那个幸运意味着什么吗？（被试书写。）你知道你的手写了什么吗？（被试点头。）你能告诉我它意味着什么吗？你害怕知道吗？你害怕知道，是因为有别人在场吗？

被试：不是。

艾瑞克森：你害怕让我知道吗？（*被试呼吸变重，极为痛苦*。）你害怕让我知道吗？你害怕知道吗？（*被试点头*。）你想让我做点什么好让你有勇气去知道吗？（*被试点头*。）很好。想象一下，关于它是什么，你有了一个模糊的、闪烁的想法——不是太清晰，只是有些模糊的、闪烁的想法。你做到了吗？（*被试点头*。）你能更多一点感觉到这个想法吗？（*被试点头*。）你可以去感觉它，再多一点儿。只是多一点点。（*被试点头*。）直到你完全得到这整个的想法。它并不是你想的那么可怕，是吗？

被试：是的。

艾瑞克森：这很痛苦，是的。但现在好了，不是吗？你可以真正知道它的意思了，不是吗？好了，你愿意让我知道它是什么吗？（*被试点头*。）它的全部？（*被试点头*。）你想现在就跟我说吗？你想现在就跟我说吗？（*被试点头*。）非常好，简，告诉我。你可以安全地去做。你可以告诉我，不是吗？很好。继续。继续。

被试：昨天安（戴伊）来找我，说她亲戚在墨西哥有一间小屋大约空闲三周。我们的假期在不同时间。我们一直在抱怨这一点，也在抱怨这是多么不公平。但她说，她爸爸和母亲想让我前去过周末。我们每隔一个周末就会动身前往，她说，"你可以来，我们将去游泳。"当她这么说时，我感觉好像她在我脸上泼了一盆冷水。在这里，我一直在思考这个事——我得去。我不能告诉她我不想去。我甚至没有什么理由不去。

艾瑞克森：是的。那么，那与幸运有什么关系？

被试：我不知道。安会游泳，和她在一起我感觉更好。

艾瑞克森：为什么它是一个这样可怕的想法？

被试：它并不真的可怕。我只是认为它这样。

艾瑞克森：那就是你正在做的涂鸦，还是你正想告诉我一些别的事情？

被试：它就是涂鸦。

艾瑞克森：你认为这是涂鸦？你还认为这是涂鸦吗？

被试：它一定是。

艾瑞克森：看看你的手在这里写的什么。这是涂鸦吗？这不是涂鸦，是吗？现在，你认为你会有勇气去了解那些涂鸦真正是什么吗？你认为你会吗？你认为你会有勇气知道吗？非常好，去搜索你的记忆并去发现，这将非常有趣。或者，你是否愿意让你的手给你带来惊讶，写出最有意义的词，给你指点迷津，让你知道那些涂鸦是什么？那就把你的手放到这里，让它写出可以弄清涂鸦意思的有意义的词。我认为，看到你的手写的是什么，应该是挺有趣的。因为你不知道，是吗？你的手知道。（被试书写。）你能告诉我这个词是什么吗？

被试：尝试。

艾瑞克森：现在，让我们用另一个有意义的词来表示，并且看看这次你的手是否可以写得更迅速，更容易。那么，那个词是什么呢？（被试写出"失败"。）现在，更迅速地写点儿有信息量的东西。那么，那些涂鸦是什么的图像？（被试写到"浴帽中的女孩"。）那么，你真的是在问我一个问题，不是吗？你不介意描述一下那个问题吗？

被试：我知道如果我不去尝试游泳，我就不会受到惊吓。如果我去尝试，努力又将白费。

罗西：已经收到了她无意识的意念动力信号，这样，中断她的意识心理就没什么问题了，于是，在这一小节的开始，你用直接暗示，让她"轻松、深沉、香甜地睡去……自由而轻松地"，继续再诱导一种更深的催眠。

艾瑞克森：她在脑海中有很多的反转。有一种在某些事情上的混乱正在发生着；我不得不在那里安慰她，这样，她就可以让它（书写）"自由而轻松地"发生。她可以经受各种各样的混乱，因为我在支持她。

罗西：尽管以前几个小节，在清醒状态下，她对游泳恐惧似乎有了令人满意的洞察和意识工作，但我们在她身上又发现了一种情感阻抗，甚至对尝试都在抗拒。这是为什么？是因为她醒来时是在合理化，而现在在催眠中她的恐惧又再次压倒了她吗？或者，这就是经由重复回忆和部分重新体验创伤所实施的典型的逐步脱敏过程的一部分？

艾瑞克森：也许你（玛丽恩·穆尔医生，医学博士）可以用你与年轻士兵一起加入战斗的经验来回答这个问题。

穆尔：我会表现得比他们更强。你把自己带到一个比你通常可能做到的更好的地方，以便向年轻士兵们展示，他们必须要做的是什么，才不致成为一个懦夫之类的人。

艾瑞克森：第一次参加战斗时，你有恐惧吗？

穆尔：没有。有相当一部分人有，但我没有。

罗西：你这个南方绅士很少感到恐惧（穆尔医生来自田纳西州）！

艾瑞克森：所以你说些这样的话，让年轻的士兵们感到安心。

罗西：所以，在这一小节，你（艾瑞克森）是在消除疑虑并做进一步的"处理"。你的问话、涂鸦和自动书写都有助于再次唤起那些未解决的素材，它们与她对"**失败**"和"**浴帽中的女孩**"的恐惧有关。

艾瑞克森：是的。这是再保证。

2.20 摆脱恐惧症，恢复人际关系：经由与他人分享恐惧突破人格面具反应

艾瑞克森：你不再想让它白费劲了，是吗？

被试：是的。

艾瑞克森：很好。现在我要跟你说几件事，简。我口头要求过你，当你醒来时，讨论你曾经在催眠中向我说过的所有事情。你并不真的喜欢这样，是吗？但你想要变得礼貌和谦恭，并遵守所有的礼仪规

则。难道不是吗？

被试： 是的。

艾瑞克森： 你也不太清楚为什么，当我在做治疗的时候，我引入了陌生人，对吗？这让你感觉很痛心。这似乎不太公平，也不太诚实，难道不是这样吗？现在，也许这将有助于你理解一点儿。关于游泳的这种恐惧、这种焦虑，被观察到与其他人有关。今晚在这里的这位先生，对你来说是个完全陌生的人。你们两人除了对许多同样的事情都感兴趣之外，他对你和你对他都不具有任何意义。你不知道我让他在这里的目的是什么，但有一个目的。我不能向你解释它，就像你已经无法向自己解释很多事情一样。你需要通过把它们说出来，克服这些恐惧和焦虑中的某一些——它们都是在与其他人的关系中体现却不为其他人所知的——这样就可以认识到，即使其他人确实知道，你也照样可以生活。你明白了吗？所以，我们以那种方式让这些人变得有用。今晚你已经对我们说了一些你甚至不敢让自己想起的事情，对不对？你已经让自己在我们眼里更讨人喜欢，因为我们可以清楚地看到，在所有那些有魅力的行为背后有一个非常有人性的人。而个体想要的不仅仅是一个人身上有魅力的行为。个体想知道，在魅力背后，有一个人的存在，而且有一些真东西——不光有非常智慧轻松的话语、快乐的答案和轻松的笑声——一些正好可以展现的东西。我们最喜欢人们的时候，往往是当我们知道他们在很多小事中表现真实的时候。而且你真的会相信我所说的，因为你知道这是真的，而且你知道每个在听我说话的人都知道这是真的。

艾瑞克森：在正规心理治疗中，你必须保守秘密。一个丈夫和妻子分别接受精神分析超过一年，每个人都试图对对方保密。我告诉他们，他们可以省下一大笔钱，只是把对每个人来说是共同知识的东西彼此公开就行了。

罗西：所以你真的相信你在这里说的话，强调被试与他人——甚

至是陌生人，分享她的恐惧的重要性。因为她的恐惧是在与别人的关系中习得的，她最好可以通过与别人分享而放下它们。*

艾瑞克森：（艾瑞克森现在给出更进一步的例证，素材来自第二次世界大战期间他与玛格丽特·米德和格雷戈瑞·贝特森为美国战略服务办公室会见日本和德国战俘所做的秘密工作。但这个信息那时仍被列为最高机密，还不能被公开报道。）

2.21 作为艾瑞克森催眠取向本质的情绪宣泄和重构：不是人格重组而是"一个更完整的视角"；失败是成功生活的一部分

艾瑞克森：那么，关于你对游泳的这种恐惧。在处理它时，你在犯一个非常严重的错误。你必须要纠正那个错误。因为你正在一次又一次地努力尝试去游泳，你想去，但你还有一些对你来说太强烈的恐惧。对不对？现在你将用完全不同的方式来处理它。你不会再让它强迫你一再地去尝试。你要做的第一件事就是，由你自己，想起你告诉过我的所有事情，想起它们全部，带着完整的理解记住它们。并且想起，在你的感觉方面，小孩时候的你比从童年开始的你更为实在和真诚——因为你不让人看到你哭，这真的是不诚实的，因为你确实哭了。而哭，并不像你所认为的那样，是一种软弱的表现。当你现在想起它的时候，你意识到，有时会有坚强的哭，也会有脆弱的哭。你会意识到，坚强一定有其快乐的时刻，也一定有其悲伤的时刻，对不对？所以你一直在假装你从来不哭，这样你就不会感觉很糟，这样你就不会感觉悲惨。你不想面对这个事实：你非常嫉妒海伦，你确实讨厌你的父亲和母亲。但你不太了解这一点，简。你不明白，而它真的很简单。你不明白的是：你喜欢你父亲和母亲所做事情中的某一些，你讨厌他们所

---

* 杰伊·哈利在他的书《心理治疗的策略》（1963）、《不寻常的治疗》（1973）和《与米尔顿·H·艾瑞克森的对话》（第三卷）（1985）中，已经详细记录了艾瑞克森治疗工作的人际关系成分。

做事情中的某一些，而这与恨他们相比，有很大的不同。你讨厌你父亲和母亲所做事情中的某一些，你喜欢他们所做事情中的某一些。在人们是什么和人们做什么之间有很大的不同。在人们想做什么和他们成功地在做什么之间有很大的不同。你将尊重和欣赏诚实的意图。你将充分地、带着欣赏地尊重那些在这里、在那里和在别处的某些事情上失败的人们。你开始明白了吗？

你需要真的坐下来，不要试图与自己争辩你可以去游泳。你不需要做那种事。你确实需要自己坐下来，真正地、诚实地、彻底地并带着欣赏地，去检视你的记忆——检视你的认知。非常高兴你有这么多像小孩子的特质，不用去谴责自己，因为那个小孩，无法理解做事情和想做事情的那些含义和意思，它们对你来说并没什么真正的意义。那时，死去对你意味着什么？它意味着要离开一会儿——到一个不同的地方。但它并不意味着像你作为成年人所理解的死亡。当你是个小婴孩的时候，嫉妒海伦，有一种含义。现在，当你长大了，它完全是另一种含义。难道你不想让一个小婴孩充分地欣赏它自己的价值、它自己的个性和它自己的需要，以便以它所理解的某种方式来保护它们吗？所有的这些年来，你一直在谴责自己，不是吗？

被试： 是的。

艾瑞克森： 为什么？也许这样你就可以实现对自己更好的、更全面的理解。也许纯属偶然。但你身上已经发生的所有事情，你都可以把它拿来为自己所用。我想让你回头看看对海伦的那种嫉妒，它构成了个性意识的核心——个体的自我欣赏。一个小孩子的自我价值感。当你把她从高椅子上弄倒，她掉到你身上并砸伤你的胳膊，当你被完美的动机激发时，想达到一种好的结果却未实现，这让人讨厌，让人恼怒，让人抓狂，因为海伦导致你胳膊的疼痛，并被你父亲责打，他是你所爱的，但在那种责打中背叛了你，因为有些事情他当时未能很好地了解到。实际上，当你回头检视它的时候，那是对你做好事的一种很悲惨的回报。你失败了，你父亲失败了。但生活中总会有失败。失败是成功生活的一部分。

罗西： 在这里，你对她童年有关失败和嫉妒方面的认知模式，做了一些非常有理解力的重构。你把她对海伦的嫉妒重构成更积极成熟的人格发展的核心。随着人本主义心理学的发展，现在这一理念相当普遍，但在1945年以前，这是很具有创新性的。你是否会同意，我们现在正在看到，情感宣泄和童年错误认知重构是怎么成了你催眠治疗取向的本质的？就是这样：宣泄并帮助个体重构和重组人格，对吗？

艾瑞克森： *不是重组。你给他们一个更完整的视角！*

罗西： *所以催眠治疗不是魔术。它只是助长一种更完整、更具理解力的视角，使个体从童年的局限和拘泥于表面的意义中解放出来。*

艾瑞克森： *是的，正如我说* **"当你现在想起它的时候，你意识到，有时会有坚强的哭，也会有脆弱的哭。你会意识到，坚强一定有其快乐的时刻，也一定有其悲伤的时刻……"** *时那样。这是一种转变，从她过于简单化的孩子层面的理解，变为更为成熟的成人式的理解。* **"但生活中总会有失败。失败是成功生活的一部分。"**

罗西： 当你说**"在人们是什么和人们做什么之间有很大的不同"**和**"你将充分地、带着欣赏地尊重那些在这里、在那里和在别处的某些事情上失败的人们"**时，你是在用童年创伤作为跳板，来提高她更成人化的认知。所以，她记忆中的创伤，开始以一种积极的方式，而不是旧的伤害性的方式，重构成新的核心人格。

艾瑞克森： *是的，正如我说* **"当你是个小婴孩的时候，嫉妒海伦，有一种含义。现在，当你长大了，它完全是另一种含义"** *时那样。*

2.22 症状处方：引发是定势和隐含式暗示以强化后催眠暗示

艾瑞克森： 当你说关于去墨西哥的旅程你不知道做什么时——好吧，为了你，那会被安排好的。我能为你灵活地解决它。你认为我能吗？

被试：是的。

艾瑞克森：我可以用非常多的方式解决它。但我还不打算详细说明这种方式。我要再跟你进行一次面谈，因为你还有很多工作要做。那么，那次旅行会是什么时候？

被试：七月的某个时候。

艾瑞克森：在那之前，你都在底特律吗？

被试：是的。

艾瑞克森：你认为我们有足够的时间解决这个问题吗？

被试：是的。

艾瑞克森：芬克医生给我写了张纸条，他想让你给出回答。下次我们会面时，你要让戴伊小姐和你一起，还是你认为我们可以单独进行，而不用她在场？

被试：是的。我们可以单独进行，不用她在场。

艾瑞克森：好吧，现在把事情总结一下。你已经发现了很多被遗忘的记忆，被遗忘的恐惧。我向你展示了一些方式，你可以用它们来观察那些事情，我认为你在开始认同我。对不对？下一次，我们可以解决你对水恐惧的问题。**对你来说，它是不是已经看起来更小一些了呢？**

被试：是的。

艾瑞克森：现在有个指令我想给你，这便是：**在下一次晤谈之前，对你来说，一定不能有什么要去游泳的企图。这必须是一个承诺，你明白吗？** 不能去往韦伯斯特娱乐中心。你可以接受戴伊小姐的邀请去墨西哥，并且完全无视游泳的问题。这根本不需要进到你的思考中，你现在还不如想想你们到墨西哥时会吃什么。你不必担心它。你也不必担心它的游泳方面。旅行的饮食方面是一件事，而你不必考虑它，也不必考虑你会睡在什么样的床上。恰好以同样的方式，你也不必考虑游泳。那么，现在有什么事情你想对我说吗？

被试：没有。

罗西：在这次晤谈的最后，她仍有未解决的恐惧，所以当她还在催眠状态中时，你利用她不知道的感觉，表面上接管她的责任，来处理在计划到墨西哥旅行中的游泳恐惧（"**我能为你灵活地解决它**"）。但是，在做这个之前，通过说"**下一次，我们可以解决你对水恐惧的问题**"，你以一种随意、顺便和间接的方式，引入一个重要的后催眠暗示。然后，用同等的随意性，你让她承认这个问题看起来"**更小一些了**"。

接下来，你用直接的症状处方"**在下一次晤谈之前，对你来说，一定不能有什么要去游泳的企图。这必须是一个承诺，你明白吗？**"来缓解她的恐惧。这似乎是一个完全直接明确的后催眠暗示。但它经由隐含式暗示所间接完成的东西，对你来说才是最重要的。这可以很容易地让她执行这个后催眠暗示，因为它实际上是她的症状，并且它有她长期游泳恐惧症的所有力量来支持它。执行这个后催眠暗示的这种轻松，在她内心打开一种是定势或接受定势，这会让她积极强化你几分钟前非常随意地给她的其他非常重要的治疗性暗示（针对恐惧症做进一步的工作，恐惧看起来更小一些了）。现在，她的意识心理从你的症状处方中所得到的重要慰藉，吸引了她所有的注意，这样，这两个更为重要却被随意给出的治疗性暗示，便往往会落入她的无意识中。在这里，它们可以为未来的疗愈打下基础，而不受来自她意识心理的扭曲和恐惧的任何干扰。

在另一个层面上，症状处方也有让你控制症状的暗示效果：如果她可以根据你的暗示激活症状，她就可以被假定稍后能够根据你的暗示，学会让它失效。[*]

---

[*] 关于症状处方可被用于助长患者对其症状反应之控制的更多实例，见罗西的合订本《心身疗愈的心理生理学》（1986b），罗西和奇克的合订本《心身疗法》（1988）。

2.23 治疗工作中的不知道和症状处方：俏皮话被揭示为一种隐蔽的双层沟通

艾瑞克森： 在这里的这份涂鸦是你想讨论的东西吗？让你的手写出答案。（*被试写到，不*）你确定吗？那么，当你醒来之后，我想让你更喜欢幸运牌香烟。你会做到吗？

被试： 是的。

艾瑞克森： 还有，当你醒来之后，我想让你对你今晚已经工作得多么卖力，有一种非常透彻的欣赏。我实在很难告诉你你工作得多么卖力。你没有可以让你了解到你今晚已经做了极其大量工作的背景和认知。作为一名护士，你可以估量到，当外科医生做了结肠造口手术，他已经做了这个工作非常重要的一部分，但你对这种情况也有你自己的专业鉴别，在这个成功的手术背后，有多年的训练和经验做基础；在这个成功的手术背后，有天资、训练和能力做支撑。难道不是吗？

被试： 是的。

艾瑞克森： 所以当我说你已经用了惊人的能力在工作时，我说的就是这个意思。即使你并不真的知道你做的是什么，也不知道你怎么做的。当你宣称你已经单方输掉了战争时，你并没意识到你的意思是什么或者你说了什么。这不完全是句俏皮话。它本来该是，但是我认为，在你内心深处，你知道它不是。你已经输掉了战争。你知道那是什么吗？单词战争（war）中还有两个别的字母吗？用你的手来回答。（*被试写到，是的。*）你知道它们是什么吗？（*被试写到，是的，然后是字母 t-e.*）当你输掉这场战争，这意味着什么？这是一件悲伤的、极度痛苦的事情，不是吗？你丢掉了一件令人悲伤的事情，摆脱是一件很好的事情，不是吗？现在你开始明白了为什么我不关心你的旅行。明白了吗？难道这不令人很愉快吗？（*被试笑了。*）现在还有另外一件事。我想让你知道，我很感谢你的慷慨，你的善良，允许我以我的方式做事。我非常感激。你真是太宽容了，允许我以我的方式做事，作为回报，我会以你的方式尝试做很多事情。这是不是足够公平？

被试： 是的。

　　罗西： 对患者做的工作，你表达你特有的欣赏，并加上你的观察：不知道**"你做的是什么，也不知道你怎么做的"**。你在借此把首要地位和效能赋予她的无意识，尽管你尽可能多地帮她获得意识认知。

　　艾瑞克森： 她是怎么丢掉她对水的恐惧的？她加 t-e 到战争 (war) 上便丢掉了水 (water)。

　　罗西： 我没领会到。

　　艾瑞克森： 我告诉过她，她将丢掉某些东西。她从水 (water) 中丢掉了两个字母，便成了战争 (war)。

　　罗西： 你的解释确实延伸了人们的易骗性；原来她只是丢掉了几个字母！我想知道在单词 war 和 water 之间有没有象征含义，但我没能找到。（*罗西现在用表1作为大纲，总结这今为止的整个案例。*）在那次晤谈（第2.15小节）的结尾，大多数洞察取向的治疗师可能会终止这个案例，因为他们会认为既然简的认知和修通完成了，她的症状就会相应地消失。但你没有鼓励她去游泳，你实际上却反其道而行，给出症状处方（第2.22小节）。在所有那些洞察之后，为什么你认为她还没准备好游泳呢？

　　艾瑞克森： 你只是在假设她童年的情况。即使在你做了全部的理论推理之后，你真的还是不知道。在症状处方中，我把我的禁止放到她的游泳上。

　　罗西： 现在它成了你对游泳的禁止，而不是她的。这对症状处方来说是很重要的事情：你可以随后改变你的禁止。

　　艾瑞克森： 是啊。我可以改变我的。

　　罗西： 她一直发现改变她的（禁止）很难。所以，这是在症状处方中发生的很重要的转换：你把她对游泳的禁止从她的心里转换成你的。

    艾瑞克森：是的。（艾瑞克森讲了一个案例，经由坚持认为那对夫妇应该周五结婚，他帮助他们在周四完成了他们的婚礼。*要点在于，这个年轻的新娘被艾瑞克森"指定日子的傲慢""冒犯"了，所以她要早一天，"因为她想要她对日子的选择权"！）

    罗西：所以说，在那个案例中，你是在通过告诉他们在某个日子之前不要完成婚礼，来开具症状处方。你因此激怒那位妻子，经由比你所允许的日子早一天完成婚礼，来主张她选择的权利！

2.24 从催眠中唤醒：执行次要的后催眠暗示；给被试机会去卸载和转移对治疗师的敌意

艾瑞克森：如果你想要感觉对我生气，那就生吧。精神科医生是一个你可以对他生气而他自己不会真的当回事的人。现在去睡吧，然后醒过来。闭上眼睛，睡得很深。你有什么事情想说吗？闭上眼睛，睡得很深。非常好，现在。放轻松，醒过来，感觉神清气爽，兴致昂然，虽然有点儿累。但真的很享受被唤醒。

  被试：大家好。（*伸手要烟*）我可以抽根你的（*幸运牌*）吗？你不会喜欢菲利浦·莫里斯吧？

艾瑞克森：美誉不少。但我不喜欢。

  被试：如果妹妹路易莎现在能看到我就好了！我并没有告诉你这个，但告诉过给我们做精神分析讲座的牧师——我想让你知道这一点——我正在与魔鬼一起玩。你也是！

艾瑞克森：好吧，我想我会有能力摔他个跟斗。我指的是，魔鬼。

  芬克：在书柜的第二层搁板上有什么你会想要问的东西吗？

  被试：伊斯塔布洛克先生？这提醒了我。你知道伊斯塔布洛克先生，你的一个朋友。他说了一些关于你的可恶的事——并不真的可

---

* 见《简短催眠疗法的专门技术》（艾瑞克森，1954b/1980）中的"患者 H"。

恶——但他说你不相信催眠中有人会杀死另外一个人。他说这都不过是操作者的一种态度——如果你真的认为他们会这样做，他们就会做。他说了一些与你（*指着艾瑞克森*）有关的非常可恶的事情。

比蒂先生：在那方面，他一定是一个很能输得起的人。

艾瑞克森：你看。我以一种最不厚道的方式剖析了他的书。

比蒂先生：我想知道，他卖了很多册他的书（Estabrooks，1943）吗？

被试：坦率地说，图书馆里的借阅本被翻得很旧。

芬克：最近吗？

被试：安和我一直在做一些阅读。帕特里克神父刚刚给我们讲完精神分析课，并且让我们远离弗洛伊德的著作。于是我们去图书馆，找到了一本他的书。我们不得不把它藏起来，因为每隔一段时间，他们就会来查看我们的房间，看看我们在读什么书。

艾瑞克森：牧师显然在让你们对弗洛伊德感兴趣方面做了很好的工作。你感觉有点儿累吗？

被试：有点儿——还好吧，不是特别累。我与罗伯茨医生算是从通常被认为一无是处的矬子里面拔出的将军。

艾瑞克森：你想问我什么问题吗？

被试：不，那不是我能想到的。

艾瑞克森：当你在这里时，你愿意考虑它们吗？

被试：不——不。

　　罗西：在晤谈的最后这一小节，她执行了后催眠暗示，先想到要幸运牌香烟，这是你在上一小节暗示的，"**现在，当你醒来之后，我想让你更喜欢幸运牌香烟。**"你为什么这么做？你只是展示后催眠暗示，还是这是一个标记，可以帮你评估她执行后催眠暗示的能力？

　　艾瑞克森：（*不加选择地点头。*）

　　罗西：通过给她机会去公开谈论对你的一些敬意，你结束了这次晤谈。你认为这很重要而且是不可避免的，因为在一种具体治疗中，患者会怨恨把他们的症状拿走。所以你给他们机会，以某种直接方式，去承认、卸载并转移他们的敌意，以免他们经由将它挂在症状上来表达它。

被试似乎并没领会你的暗示，去以某种明显的方式公开谈论那种敌意，却经由叙述伊斯塔布洛克医生如何**"说一些关于你的可恶的事"**，对之给出了替代的含蓄表达。过了一会儿之后，尽管当你读伊斯塔布洛克的书时，你**"剖析了他的书"**，她还是经由提到伊斯塔布洛克的书**"被翻得很旧"**（意为让人爱读）来进行另一番"挖苦"。

第三次晤谈 *

唤起和利用心理动力过程

3.0　评估和重申此前的催眠工作：头痛的来源是催眠治疗的后效

艾瑞克森： 好吧，简，今晚理出了什么头绪？

被试： 自从我在这里开始，我一直在试着回忆我的速记……我被期望今晚从这里出去，不再害怕游泳或水，对不对？

艾瑞克森： 带着一些更好的理解。你回想起必须得怎么做了吗？

被试： 没有。我想起一些事。芬克医生，你还记得吗？我告诉过你关于"这该死的战争"，然后添加 t-e（到 war 上，使之变成 water）；然后就有了一个长的单词，但我仍然不知道那是什么。

艾瑞克森： 还有别的吗？

被试： 哦，是的。我从心底恨我母亲、我父亲和我妹妹。让我们看看。我也可以说，我该害怕的不应该是水。那或多或少是一种掩饰。

* 1945 *年第三次晤谈的在场者*：米尔顿·艾瑞克森医生、杰罗姆·芬克医生、被试（她也被称为"S 小姐"和"简"），以及被试的朋友"安·戴伊"。1979 *年讨论的在场者*：米尔顿·艾瑞克森医生和欧内斯特·罗西医生。

我对我母亲和父亲颇为愤怒，而不是把愤怒留在他们身上。我讨厌水。我自己的推论……还有其他东西……你说过一些与被压抑的情绪有关的事情。你似乎以为我认为哭和做蠢事是一种软弱的迹象，但我不认为我这样。

艾瑞克森： 你认为什么样呢？

  被试： 不，我不认为我这样。无论如何，我都不觉得我认为我这样。当我看到其他人在哭，并经历这样的事情时，我从来不认为他们软弱。

艾瑞克森： 但你认为对你来说，这是弱点。

  被试： 这完全取决于我为什么哭。

艾瑞克森： 还有别的吗？

  被试： 是的。我知道有些事情我已经忘了。

艾瑞克森： 在那次晤谈之后你感觉怎么样？

  被试： **我有一种喧嚣欲裂的头痛。** 除此之外，它还是非常具有启发性的。我的意思是，我从来没想象过，我竟然可以想要掐死我的母亲和父亲，还有海伦。

艾瑞克森： 发现这些事情，你感觉怎么样呢？

  被试： 很有趣。它或许也会很有用，如果我就此知道如何应用这些事情，那么，我才算已经理解了它们。这就像有了一辆车，却不知道如何驾驶它。

艾瑞克森： 这是你学到的东西。

  被试： 是的。

    罗西： 这次晤谈发生在六月末，在前次晤谈之后大约三周，当时，她体验了大量心理动力性的洞察。在那次晤谈的最后，你还暗示她不要去尝试游泳。你用你典型的对前次工作的评估，开始这次晤谈。当你问她在这些工作之后感觉怎么样时，她回应说，"**我有一种喧嚣欲裂的头痛**"。对她为什么体验到那种头痛，你有什么想法？我们从她以前的话中知道，在她与芬克医生的催眠晤谈之后，她也体验到过头痛。

艾瑞克森：是的，她在上次晤谈中找到了她所有的记忆，但在这里，她又产生了遗忘。她已经失去了所有观点。她只回忆起它的一小部分。

罗西：那是因为她仍然有这方面的冲突吗？

艾瑞克森：不，她讨厌海伦。为什么？因为海伦很沉并且紧紧抓住浴盆，所以这个事故不是简的过错。她母亲误会了，她父亲误会了，所有她提到的事情（见表1，第2.15小节）。你看，这是一幅很大的画，上面有很多元素。

罗西：这对于理解情境中那些个别元素是至关重要的。

艾瑞克森：她正感到头痛，因为她试图在脑海中把它们梳理出来。

罗西：所以，她的辛苦工作、艰难的心理努力，正在引起头痛。

3.1 用意识心理不能回答的激发动机的问题诱导催眠；对催眠诱导的明显阻抗是一种对交换条件的要价；作为转化过程中情感平衡和释放的阻抗和笑

艾瑞克森：你想过很多与游泳有关的事吗？

被试：我上周差点儿去了。

艾瑞克森：你为什么没去呢？

被试：我决定我还是不去更好。

艾瑞克森：为什么？

被试：我想你告诉过我不要去。所以我决定还是不去为好。

艾瑞克森：决定不去你感觉怎么样？

被试：不是特别糟糕。反正我真的不想去。以前当它是我无法逃避的事情时，我常常会去。

艾瑞克森：要逃避它，你有多麻烦？

被试：一点儿不麻烦。我只是直截了当地告诉她我不能去。

艾瑞克森：对此你感觉怎么样？

被试：不是特别糟糕。我不知道为什么。她要我去，而我说不，虽然我不应该告诉她我就是不去。

艾瑞克森：后来你向你自己道歉了吗？

被试：没有。

艾瑞克森：如果放到此前的五月，你会做什么？

被试：好吧，我大概就去了。她是一个十分坚持的人，如果你看着她的斗鸡眼，她的感觉是受伤的。

艾瑞克森：如果放到此前的五月，你还会有什么感觉？

被试：让我看看。我可能会提出一百万零一个借口，但我不会告诉她我就是不想去。然后我就会对自己很生气，或者如果我不能逃避开，我就会去，并讨厌它的每分每秒。

艾瑞克森：这次你不那样做了吗？

被试：是的。

艾瑞克森：你认为你还可能再这样做吗？

被试：或许不会了。

艾瑞克森：这次，它是个让人害怕的邀请吗？要是放在此前的五月，这种方式会不会吓着你？

被试：不，我不认为我被吓到。我只是不想去。

艾瑞克森：要是在此前的五月，那会是一个让人害怕的邀请吗？

被试：好吧，当然是，当他们要求我时，我总是可以想出一个很好的为什么我不应该去的理由。

艾瑞克森：这次你可以说"是"还是"不"？

被试：嗯哼。

艾瑞克森：你认为我让你给我那个承诺公平吗？

被试：当然。我的意思是，如果它不公平，你就不会要求我。

艾瑞克森：有时我们感觉像这样的一些事情是不公平的。

被试：如果你一直特别想去游泳——但我很高兴有理由不去。

艾瑞克森：你什么时候继续这个夏天的旅行？

被试：7月15日，不是吗，安？

艾瑞克森：那么，有没有什么特别的事情你需要为它准备去做吗？

被试：从现在到 7 月 7 日期间我要花很多钱。

艾瑞克森：买什么？

被试：我知道你想让我说什么。你想让我说我应该买套游泳衣，我想我一定会去买。

艾瑞克森：为什么？

被试：因为不用它你没法游泳。

艾瑞克森：为什么要买新的？

被试：我在庆祝。毕竟，你应该不时地庆祝一下。

艾瑞克森：还有什么要说的吗？

被试：哦，是的。在我以前跟你说的话中，我发现了一个错误。我告诉过你我把海伦从高椅子上歪倒出来的时间，说当时我正在把她拉向门口。我问过母亲这件事，她说她不这么认为。她说她认为我在试图把她带回到餐厅，爸爸在那里。最后，从椅子呈现出的方式，从海伦呈现出的方式，以及我呈现出的方式来看，它似乎是这样，如此说来，那一定是这样的。

艾瑞克森：当然，事实上，最重要的是你记起它的方式。这真的多少改变了这个故事吗？

被试：没有。我只是想知道错误是怎么来的。从理论上说，像那样的事情不会发生，是吗？

艾瑞克森：假设你多少还记得书架上那本红色的书。然后你去了这个书架，发现它终究不是本红色的书——它其实是本蓝色的书。这是你可能犯的一种错误。这是你自己对这本书的看法。还有什么吗？

被试：让我们想想。不，我不认为还有什么。

艾瑞克森：现在，你知道你真正的感觉是什么吗？

被试：关于什么？

艾瑞克森：游泳。

被试：好吧。我想我现在可以试一下。我的意思是，对于我为什么要害怕，现在绝对没什么合理的理由。当然，以前也没有。我不知道，我是否还会害怕。我不认为我还会。

艾瑞克森：你真的想了解你的感受是什么吗？

被试：当然。

艾瑞克森：你会怎么去做呢？

被试：就去游泳，看看会发生什么。

艾瑞克森：还有其他方式吗？

被试：我认为没有。

艾瑞克森：你想找出是否还有其他方式吗？

被试：其他方式是什么？

艾瑞克森：你想去找出来吗？

被试：他刚没回答任何问题。当然了。

艾瑞克森：让你现在就去睡觉怎么样。

被试：我不会去睡觉。我要去看看伊斯塔布洛克先生对了还是错了。

艾瑞克森：你要吗？

被试：嗯。

艾瑞克森：你想知道我是不是对的吗？

被试：当然，为什么不呢？（艾瑞克森检查重印本。）他在查阅他的整个藏书室。

艾瑞克森：你看，我已经出版过与伊斯塔布洛克出版的同样的东西。

被试：太糟糕了。

艾瑞克森：所以我认同伊斯塔布洛克。他的书中有些正确的东西。这是我认同他的一个地方。

被试：个别之一？

艾瑞克森：是的。如果伊斯塔布洛克是对的，你想用多久去找出来？

被试：如果你这样说，我想我会相信你。当有人睡着时，催眠会怎么样？他说，如果你到一个睡着的人面前，并开始跟他说话，你不会得到同意，你也不会得到不同意。

艾瑞克森： 我不记得在哪些页上，伊斯塔布洛克说催眠和睡眠是完全不同的事情。他还说，一个可以转变成另一个。然后他说它们是一模一样的。他并没拿定注意。

被试： 那么，它哪里脱离了真相？

艾瑞克森： 事实是，如果你想催眠一个沉睡的人，你必须把他从睡眠状态中唤醒。

被试： 我一定会记下来，"艾瑞克森医生说……"

艾瑞克森： 让你去睡觉怎么样。

被试： 你认为我应该去睡吗？

*罗西：这是你最喜欢的助长催眠诱导的方式之一：你问一系列意识心理无法回答的激发动机的问题。患者能得到答案的唯一方式是转向内部并反思一会儿。这种向内的转变，经由把它标记为"睡眠"，和经由暗示患者将进入催眠以便无意识揭示出答案，可以很容易被加深到进入催眠状态。当然，你问的许多她意识心理不能回答的问题，实际上是在松动她的心理定势，这会助长将很快发生的年龄前瞻*的体验。你的问题"**你想找出是否还有其他方式吗？**"便是一个例子。*

*当被试不回应你关于她情绪的问题和你的暗示"**让你现在就去睡觉怎么样**"的时候，她肯定表出对催眠诱导的阻抗。你在暗示，她需要进入催眠去找到她的情绪。但你随后似乎意识到，可能最好还是赞同她关于伊斯塔布洛克先生的问题，我们从上次晤谈就知道，这是她间接表达对你的敌意的一种方式。她为什么在这个时候阻抗这么大？*

艾瑞克森：平常生活中，如果你想让某个人为你做事，最好的方式就是先为他们做很多事情。所以我让她选取一个与我的争论。

罗西：这样你是在给她控制感吗？

艾瑞克森：在那个时候是。

---

* 关于时间扭曲的现象和治疗性应用的大量论述，见《艾瑞克森催眠文集》第二卷（1980）第四章。

罗西：这样，作为交换，她以后会把控制权交还给你吗？

　　艾瑞克森：嗯哼。

　　罗西：是不是既然她已经从你那里拿去了很多东西，她也就不得不给你些什么？

　　艾瑞克森：就是这样。

　　罗西：这是你治疗工作固定的一个方面，你从中都助人们释放他们的敌意和怨恨，无论他们要从你这里得到的是什么。大多数治疗师没能这样做。实际上，很有可能，大量的阻抗只是用来平衡治疗师和患者之间情感账簿的一种方式。

　　艾瑞克森：你有没有注意到那极大的笑声？（这里艾瑞克森指的是由穆尔医生和我参与观察的另一个最近的案例，案例中患者的笑声，显露出很多被压抑的敌意和阻抗得到释放的迹象。）

3.2　用条件暗示利用患者的动机和反应进行催眠诱导：把阻抗重构成合作

艾瑞克森：让你去睡觉怎么样。

　　被试：好吧。我愿意。我可以继续抽烟吗？

艾瑞克森：是的，你睡着之后可以。现在去睡吧。去睡吧。香甜地睡去。当你**睡得很香的时候**，我想让你开始吸烟。一旦你睡着，睡得很香甜，我想让你拿起你吸的烟。睡得很深很香。又深又香。很深地睡去。去睡吧。睡得很舒服很轻松。睡得很深很香。睡得很香。睡得很香。一旦你睡着了，就拿起你吸的那根烟。（被试拿起吸的烟。）比你以往睡得更香。并享受那支香烟。你会的，不是吗？你会一直睡得很香。很香很安心地睡去。你正在睡去，不是吗？你会一直熟睡，不是吗？不是吗？并且享受你的香烟。继续吸烟。（对观察者）注意一个阻抗目标向一种合作的转变。（回到被试）你现在睡得很香吗？（被试点头）你正在记起并理解以前发生在你身上的事情吗？你对它们感觉舒服吗？它们让你沮丧吗？

被　试：没有。

艾瑞克森：你很高兴对它们有所理解吗？

被　试：是的。

艾瑞克森：你对今晚会发生什么，感觉有信心吗？

被　试：是的。

艾瑞克森：你是不是认为还有其他什么方式，可以找出对于去游泳而不只是试图去游泳你会有什么感觉？

被　试：可能会有。

艾瑞克森：你能想到它可能是什么吗？我想让你一直就这样睡得更香。你喜欢吸烟吗？你想要放弃吸烟吗？再吸一口，尽情享用它。一直睡得很香。睡得很香很舒服。你想再吸一口吗？另吸一口。（被试熄灭香烟。）我要在这里给你写个问题。让你的手写出答案。"是"还是"不"，答案是"是"还是"不"。

　　罗西：经由应用条件暗示"**当你睡得很香的时候，我想让你开始吸烟**"，你利用她自己想吸烟的愿望作为一种助长催眠诱导的手段。这是你的利用取向的一个非常清楚的例子。你鼓励被试被激发出的任何反应，并把你的催眠暗示简单地搭便车在它上面。这样，即使似乎是阻抗的反应也可以被重构到治疗过程中。

　　艾瑞克森：是的，这设置了一个情境，让她的手写出"是"或者"不"的答案。

　　罗西：顺便说一下，我注意到，当你早在1945年做这项工作时，你似乎以一种传统的权威式催眠风格在反复地重复着自己的话。

　　艾瑞克森：那是因为它是一个实验性的案例，并且我们当时正聚焦在心理动力学上。

3.3　假装定向到未来时间：带有标示梦游反应信号的隐含式指令

艾瑞克森：睡得很香。保持沉睡。现在我想让你回忆起那些发生过的事情中的一部分。我想让你回忆起已经很快发生了变化的那个时间。它确实发生了，不是吗？现在，我想让你明白，仔细聆听并且明白，时间将会再次改变。现在是 1945 年 6 月。我将再一次改变时间。我想让你忘记 1945 年 6 月。忘记 1945 年 6 月，并且还能听到，也能理解我的话。时间将会变化，而你不会知道那是什么日子，或者是什么月份，你甚至不会在意。你只会很舒服地睡得很深很香。你甚至不会在意那是什么日子。所有你想要的，就是睡觉。现在时间正在变化，我想让你意识到时间已经很快地发生了变化。你仍然不会知道这个日子，你也并不关心。很快它将是 1945 年 8 月。1945 年 8 月。它真的将是 1945 年 8 月，而且在它将变成 1945 年 8 月之前，一定有许多事情在你身上发生。许多不同的事情。慢慢地，我想让那些事情发生在你身上。我想让它们在你的脑海经历——在 7 月的每一天和 8 月第一周的每一天。我想让这些日子在你脑海中变得非常清晰，直到你慢慢开始回忆起 1945 年 6 月的最后一周。现在睡吧，任时间流逝，直至到了 1945 年 8 月。就这样保持沉睡，随着时间流逝，事情在你身上发生——很多事情发生。而到 1945 年 8 月，你会来看我。你会的，不是吗？当时间到了 1945 年 8 月，我想让你睁着眼睛睡觉，并跟我说话，告诉我 6 月最后一周、7 月的各周和 8 月第一周所发生的那些事情。你要告诉我关于游泳，关于它，你做了什么，以及如何做到的。(*被试睁开眼睛*) 哈喽。(*被试笑*) 故人重逢。

罗西：你的那句话"**当时间到了 1945 年 8 月。我想让你睁着眼睛睡觉……以及如何做到的**"是一个清晰的例证，说明了你如何用隐含式指令 *，让她在她处于梦行状态（在深度催眠中，眼睛睁着像醒着一样做事），并准备好把她自己定向到未来时间时，给出反应信号。你知道，她 7 月去度假时，她将有机会去游泳。所以，你把她虚

---

* 见《艾瑞克森催眠文集》第一卷《催眠和暗示的性质》（艾瑞克森和罗西，1980）中的"暗示的间接形式"。

假定向到未来时间8月，那时，在她度假之后，她将有一次与你的会面。届时，她将告诉你她是怎么"做的"——大概来说，她是怎样去游泳的。你并不直接告诉她，她会在度假期间游泳。直接暗示可能会引起太多阻抗，即使她在催眠状态中。相反，你的暗示绕过她已经堆积起来的对关于游泳的努力和暗示的所有阻抗。虚假定向到未来时间，让你们两人都假定她已经成功游过泳了，现在只需要告诉你她是怎么做到的。

艾瑞克森：是的。

3.4　在梦行式催眠中的人格整合

被试：讨厌的5（个家伙）！（被试正指着这次晤谈在场的5位成员。）有充当桌上脑壳的志愿者吗？

艾瑞克森：什么脑壳？

被试：应该在那里的那个脑壳。

艾瑞克森：为什么？

被试：你不认为那里应该有一个吗？

艾瑞克森：在我拥有的范围内，我有两个脑壳。事实上，我随身携带它们中的一个。

被试："龇牙咧嘴，尔乃骷髅头。"

芬克：那与壁橱里的骨架有什么关系吗？

被试：你什么意思，壁橱里的骨架？

艾瑞克森：我不想让你告诉我你今晚是怎么到这里的。但你有不寻常的故事要告诉我，不是吗？你上次见到我是什么时候？

被试：六月。

艾瑞克森：是的，我还正穿着我最好的西装。（被试查看房间里人们的着装。）不必在意。我安排的整个事情。

被试：我不会担心它。

　　罗西：你一直坚持认为，患者在催眠中要保持他们的个性，在这一小节，被试的这种讽刺性的幽默是你上述观点的一个例证。芬克医生试图用与壁橱里的骨架有关的双关语来回应，以期得到一些流动的心理动力方面的材料，但 S 小姐一点儿都不妥协。她像醒着一样做事，但其实她处于一种梦行式的催眠中。

艾瑞克森：是的，她认为她是醒着的。

3.5 时间定位上的混乱：隐含式暗示，以及维持和延伸未来时间的问题；没有谎言，有的是隐含式暗示！

艾瑞克森：你不需要。你可以决定说点儿什么。六月的最后一周怎么样？

被试：你知道它怎么样。你有点儿不要命似地去度假。你看其他每个人都准备好了，然后你恨他们。然后他们走了，而这地方是绝对的荒凉。

艾瑞克森：你这周是在＿＿＿＿＿吗？

被试：这周？我照例都去，每周六或周一。

艾瑞克森：这是周几？

被试：我看不到日历。

艾瑞克森：反正我不会相信那个日历。

被试：它是用希腊文写的？

艾瑞克森：这是周几？

被试：让我们看看。

艾瑞克森：你真的不知道，是吗？

被试：是的。那真的很蠢。我很少忘记这是周几。

艾瑞克森：你有更重要的事情要考虑。

被试：但我应该记住周几。那么，我们必须经历那个过程来找出这是周几吗？

艾瑞克森：你怎么了？我六月见过你了，不是吗？

罗西：看到她如何合理化无法看到似乎在众目睽睽之下的日历，这很有趣。然后她制造混乱，以避免知道日期。如此一来，她便可以与你把她定向到未来的暗示保持一致。通过继续施压，寻找信息，了解从你今年6月见过她之后发生了什么事情，你强化这个虚假定向，你继续装作现在便是1945年8月（未来时间），并用"**你怎么了？我六月见过你了，不是吗？**"对她进行紧逼。其实你并没说谎，你不过是在做隐含式暗示，暗示你们是在未来。所以，即使她当时没被虚假定向到未来，当她睁开眼睛时，你继续用那种隐含式暗示来紧逼，从而给她的无意识更多时间，去学习如何重新定向和角色扮演未来。

3.6 在虚假定向到未来时间过程中的混乱和遗忘："不相干"的离题之言却总是紧密相关

被试： 是的。你有非凡的记忆，你记得你见到的来来往往所有的人。这真令人惊讶。

艾瑞克森： 继续。

被试： 让我看看。你告诉过我我会告诉你我做了什么。我会告诉你一些事情——我不记得的。

艾瑞克森： 这是不是一个美好的夏天呢？

被试： 大多数夏天都很美好。

艾瑞克森： 但今年夏天是不是个美好的夏天呢？

被试： 是的。

艾瑞克森： 你六月来看我为了什么事？

被试： 关于游泳。

艾瑞克森： 这是一个开始的好地方。

被试： 游泳？

艾瑞克森： 是的。你去哪儿了？

被试： 我去安那里了，在她假期的第二周。

艾瑞克森： 你有多长时间的假期？

被试： 我有两周，但我们得到的假期不在同一时间。

艾瑞克森： 你假期的第二周是她假期的同样时间吗？

被试：不是，当时我试图休假一周，但实际上他们周日才给我空闲，而不是周六。难道我做了什么吗？我不晓得我做了什么。你让我完全混乱了。

艾瑞克森：好吧，我想了解它。告诉我关于游泳的事。

被试：好吧，让我看看。周六和保罗一起，我们开车去的。我确实买了那套新的游泳衣。

艾瑞克森：你买了？什么颜色的？

被试：它是在戴姆瑞的商店买的。我认为那是戴姆瑞的商店。不，它根本不是。它是靠近戴姆瑞的另一个小商店。我想不起名字了。这是一件黄色的上下两件套，看起来非常显眼。

艾瑞克森：它有没有让那些色虫们大叫"又一个短的来了"？

被试：是的。

艾瑞克森：继续。

被试：我不记得了。我必须周日晚上回去。我们一定是去游泳了。在湖面上很不错。

艾瑞克森：是的，继续。

被试：我得了健忘症。我们什么时候去游泳的？

艾瑞克森：你应该知道。

被试：但我不知道。

艾瑞克森：你喜欢它吗？

被试：当然。它很美好。但我想不起来我什么时候去的。下次我要记到日记里。

艾瑞克森：那真的很美好吗？

被试：哦，是的。水挺凉！

艾瑞克森：你游泳时想到了什么？

被试：就想到它是多么美好，以及怎样弄得安比她当时那样子更湿一些！

艾瑞克森：你还记得你以前曾怎么害怕游泳的吗？

被试：是的。

艾瑞克森：那对你有什么影响？

被试：那挺滑稽。我的意思是，那真的很滑稽。

艾瑞克森：你真的喜欢游泳吗？

被试：嗯。

艾瑞克森：你去游了多少次？

被试：我不知道。今天晚上我无语了。我什么都想不起来了。我有一段非常好的记忆。

艾瑞克森：你为什么一直看着窗外？

被试：它看起来太凉爽了，而我知道它不是，它让我想起了丽莎——我姐姐——的地方，那儿有所有的树木和一切东西。他们有一条河横穿他们的地方，如同英雄策马驰骋穿过河流时的这些西部荒原故事中的样子。那是绝对的漂亮。

艾瑞克森：你以前有没有想过那条河很漂亮？

被试：哦，是的。它非常漂亮。但我以前从没想过要在它里面湿水。我可能会染上某种可怕的疾病。一定会有些东西，你会从受污染的河水里沾染上。虽然没什么标志，但我认为它被污染了。

艾瑞克森：你在那里游了几次？

被试：就一次。

艾瑞克森：那是什么时候？

被试：七月末。我有个牙科约诊。你真的应该睡眠多点儿，芬克医生。

　　罗西：我们出版时，我是不是应该删除这些不相干的离题的话？例如，她最后对芬克医生说的那句话？

　　艾瑞克森：不，他们是相关的！我培育了（她的想象性体验的）这种即时性——在可能已经让人不愉快的事情上。她经由告诉芬克医生他"**应该睡眠多点儿**"而从那里逃离开。

　　罗西：这就是她如何从她不愉快的牙科约诊中逃离的吗？

　　艾瑞克森：是的。

　　罗西：在这一小节中，她在混乱和遗忘间挣扎，也许是因为她的

无意识心理还不知道如何对你未来定向的暗示进行反应。

3.7　坚持问话以助长成功处理游泳恐惧症的虚假记忆：
　　利用对立面并列激发催眠工作

艾瑞克森： 告诉我关于这次游泳的事。

被试： 我的假期从 28 日开始。我周五出去，30 日回来。麦克纳利医生打电话叫我。

艾瑞克森： 几月的 28 日开始？

被试： 7 月。

艾瑞克森： 7 月 28 日？

被试： 是的。

艾瑞克森： 在戴伊小姐那里，你什么时候去游的泳？

被试： 你知道，她在我游泳之前休的假。

艾瑞克森： 那是个周末吗？

被试： 我不得不让别人替我工作。他们不会给我一周的空闲时间。我每天都得找人来替我工作。比如说，安。她可以回来替我工作。

艾瑞克森： 你在水里呼吸困难吗？

被试： 你有没有过让你的嘴、耳朵和鼻子灌满了水？

艾瑞克森： 有过。

被试： 你呼吸有点儿小麻烦。

艾瑞克森： 你是不得不说服自己去游泳吗？

被试： 不是。

艾瑞克森： 关于七月这一整个月的事情，你不能告诉我比这更多一点吗？你是怎么碰巧去丽莎那里的？

被试： 我是怎么碰巧去的？这是承诺过的事情。我有很多好玩的事。我喜欢去那里。

艾瑞克森： 是什么让你到河里游泳？

被试： 我只是出去散步。我当时正沿着这条河走。它是如此美好。

艾瑞克森： 你穿着你的游泳衣吗？

被试： 没有。

艾瑞克森： 你在哪儿换的？

被试： 我回到屋里。丽莎不太喜欢这个主意。被污染的河水！当她慌乱不安的时候，她看起来那么可爱。

艾瑞克森： 她知道你以前常常是怎么害怕游泳的吗？

被试： 不，除了那些让我发笑的事情，我从来没再告诉过她什么，而这可能让她笑话。

艾瑞克森： 告诉我，你对此前的六月比对七月记得更好吗？

被试： 哦，是的。我们上课，并施展夏天的特权。有各种各样的事情发生在六月。现在，如果你问我六月……

艾瑞克森： 告诉我，关于游泳，你在六月担心了多少？

被试： 我不认为我担心它。

艾瑞克森： 你是怎样期盼在六月游泳的？

被试： 我真的很急切。那时我真的会客观地看待自己，看看我是真的害怕它，还是我并不害怕。

艾瑞克森： 当你七月去游泳的时候，你有没有想到过你和我一起度过的时光？

被试： 哦，是的。我亿万次地感谢过你。

艾瑞克森： 真的？

被试： 嗯。

艾瑞克森： 告诉我，你一直在吸幸运牌香烟吗？

被试： 不。

艾瑞克森： 你不吸？

被试： 我只是在疑惑你是如何得知的。

艾瑞克森： 你喜欢幸运牌吗？

被试： 香烟是香烟。如果不叫这个名，它们也可以是菲利普·莫里斯。

艾瑞克森： 那么，它们是什么？

被试： 必须有个名称给它们。也可以叫切尔西和罗利。

艾瑞克森：你仍然不喜欢切尔西吗？

被试：你曾经吸过吗？

艾瑞克森：是的，我吸过。

被试：看看芬克医生。

芬克：当这周结束时，我会很高兴。

被试：当然，当你是住院医师的时候，你就不必马不停蹄地操劳了，是吗？你是这样吗？

艾瑞克森：这就是你要告诉我的关于你的这个夏天的所有事情吗？

被试：我去了我奶奶家一周。在那里我没去游泳。她总是思考一些最愚蠢的细节——比如你可能会得肺炎和无数其他疾病。当你离开屋子的时候，她就担心，"我想知道，他们是不是真的去了他们说的他们要去的地方"。对她来说，不去游泳更不担心。

艾瑞克森：对此，你是怎么想的？

被试：关于不去？我本来想去，天那么热。但不去会让奶奶开心，所以我们就不去了。

艾瑞克森：还记得此前六月和我在一起的那天晚上吗？

被试：是的。

艾瑞克森：那时，你对游泳感觉怎么样？你是不是想过去游泳的话你可能会有什么感觉？还记得你此前六月的感觉吗？

被试：那时我不知道我是否仍然会害怕并假装我不怕，或者我从此就不会再害怕了。

艾瑞克森：你现在对那些想法是怎么看的？

被试：现在我知道了。

艾瑞克森：关于游泳的事，还有什么你想告诉我的吗？

罗西：最初，她对虚假定向到届时她将有成功游泳经验的未来时间，表现出极大的阻抗。她显现出混乱、矛盾、遗忘和逃避现实的幻觉（在她姐姐那个地方感觉冷）。你的做法是坚持，继续你定向性的问话，对这些问话，她只能通过制造成功游泳体验的虚假记忆

来回答。对吗？

艾瑞克森：对。

罗西：你所有的问话和评论都是提示和线索，暗示她已经有过经验，只需要把它告诉你就行。对你成功利用虚假时间定向来说，这种坚持的提示是最关键的要素，你觉得是这样的吗？

艾瑞克森：如果你的谎话经常说得足够充分，人们便会相信它。

罗西：也许这就是为什么我在这方面还没成功的原因。可以说，我没有用不断暗示他们是在未来的定向性的问话，对患者连续出击——直到他们自己领会并加入到这个游戏中。

艾瑞克森：（艾瑞克森现在举例说明，在任何的时间重新定向过程中，为什么提示和线索是必需的。）

罗西：在这一小节中间，你为什么问她关于吸幸运牌香烟的事（"告诉我，你一直在吸幸运牌香烟吗？"）？你是不是在检查你的后催眠暗示［她会在醒来后更喜欢幸运牌香烟（第2.23小节）］的持续效力？

艾瑞克森：似乎，有些东西（在誊写的过程中）一定是被遗漏了。我当时在问她关于她的选择的问题。

3.8 通过内心预演和认知行为的整合助长人的潜能：对立面并列

被试：手术室里实在太热了。就像在烘焙。所有医生都得到了冰项圈。我真希望我是医生，这样我就可以有个冰项圈……当安六月底不在那里时——不是我想念你！——但那实在太寂寞了。

戴伊小姐：谢谢。

被试：上午没人可交谈，直到下午一点，而一点时没人进来叫醒我，直到两点才有人说话。

艾瑞克森：你去游泳时，水冷吗？

被试：是的，非常冷。它前后涌动，你屏住呼吸，直到它再次击打你。

艾瑞克森：还有什么事你可以告诉我吗？

被试：我知道这一定是个忙碌的夏天，因为夏天总是这样。但我不知道，我在那全部的时间里做了什么。

艾瑞克森：你达到了一个合理的数值吗？

被试：是的。

艾瑞克森：对你的整体满意度？

被试：不。我从没做过我想做的那么多。天数不够长；周数不够长；一个晚上没有足够的黑夜。

艾瑞克森：你什么时候会再去游泳？

被试：我随时可以去。尽管，这些地方很拥挤。从医院算起，韦伯斯特娱乐中心只有一点路程。

艾瑞克森：你说那很容易，不是吗？

被试：它是这样。

艾瑞克森：但是你说那很容易。那么，要是此前五月，你就不可能这样说了，是吗？

被试：是的。

艾瑞克森：你什么时候会再去游泳？

被试：我可以常去。母亲喜欢到水晶海滩去，我看不出她为什么偏爱那个地方。

罗西：经由在一旁对戴伊小姐抱怨闷热的手术室，她用一个表面的不合理推论开始这一小节。她似乎在抵制你的追问，不想让你了解虚假游泳记忆的细节。但是，通过问"**你去游泳时，水冷吗？**"，你独创性地利用她关于手术室闷热不舒服的话，让她返回到手头的任务。这是你擅长的*对立面并列**的一个例子：你利用热的不适，激发她探索冷的舒适，以此作为适合游泳的积极联想。你在使用尽可能多的激励的、情感的和感觉定向的问题，在她想象中，加深尽可能

---

* 见《艾瑞克森催眠文集》第一卷《催眠和暗示的性质》（艾瑞克森和罗西，1980）中的"暗示的间接形式"，至于心智功能理论的"对立面"的一般意义，已由荣格（1960）讨论过。金斯伯恩和史密斯（1974）则提供了关于作为对立系统的大脑处理的结构的更新近的讨论。

生动和成功的游泳体验的建构。但比所涉想象更多的是，你在鼓励她在内心进行排演，尽可能多地整合关于游泳的积极的认知–感觉–情感–行为组合，以助长她实际游泳的可能性。

3.9 成熟是有效催眠治疗工作的判定标准：心理成长和成熟的间接社会强化

艾瑞克森：关于游泳，你还发现了些事情，不是吗？

被试：还有什么吗？

艾瑞克森：是的。你以前为什么会害怕游泳？

被试：这可能是来自我是个小孩子时所做的所有那些疯狂的事情的报应。我可能不得不害怕某些东西，但我不会害怕人。

艾瑞克森：你现在觉得比此前五月长大了吗？

被试：不是特别明显。

艾瑞克森：你感觉更舒服了吗？

被试：是的。

艾瑞克森：在所有的关系里？

被试：是的。

罗西：我知道你用患者内心更高成熟度的主观感觉，作为衡量催眠治疗工作有效性的标准。那么，是不是她这时不认为更长大一些，便表明还有更多探索性的或心理动力性的工作需要去做呢？

艾瑞克森：不。（对已经加入我们的桑德拉·西尔维斯特医生说）你认为从你吃了圣诞晚餐到现在，你更长大一些了吗？（现在是三月。）

西尔维斯特医生：没有，但我认为自从我学会如何装裱图画，我长大了一些（高兴地笑，因为"装裱图画"是她自己与艾瑞克森最近的一些成长性催眠治疗工作的关键）。

艾瑞克森：我给S小姐那个问题"你现在觉得比此前五月长大了吗？"让她脱离她的体验。对桑迪（桑德拉的另称）来说，"装裱图画"是一种经验的总结，能够让她感觉更加成熟。

罗西：当你能够客观地总结过去的经验，你便会认为自己长大了，更成熟了。

艾瑞克森：是的。

西尔维斯特医生：［她笑了，洋溢着幸福，艾瑞克森与我交换了一个会心的眼神。我知道，现在，艾瑞克森在借此机会，通过让西尔维斯特医生公开向我确认，间接强化她最近的成长体验。也就是说，打着问她问题的幌子，来帮着澄清这个案例的情况。艾瑞克森实际上是在间接地让她在另一个专业人士（我自己）在场的情况下，谈论她自己最近的催眠治疗成长体验。这是公开确认和强化她在人际关系维度的成熟和成长的一种方式（见第2.20小节）］

3.10 允许患者赢得将让他们受益的斗争

艾瑞克森：你还记得此前六月的时候吗？当时你想看看是伊斯塔布洛克对，还是我对。

被试：我想看看你的反应。

艾瑞克森：那反应是什么？

被试：绝对平静。正如可预期的一样。讨厌！

艾瑞克森：我让你苦恼了吗？

被试：我希望它可以是别的什么反应。

艾瑞克森：什么？

被试：我希望你会看起来很反感，但实际上无论怎样都没有什么反应。

罗西：在这短短的一小节中，你在间接整合她对你的敌意。是不是每当你觉得在当前治疗晤谈中，那份敌意逐渐发展到可能会干扰你的工作时，你就用伊斯塔布洛克作为转移和卸载敌意的工具？

艾瑞克森：不，我是在向她证明，伊斯塔布洛克应该会赞同我。这是我的成功。她试图在我和伊斯塔布洛克之间设置障碍，而我指出其实什么也没有。

罗西：所以你不允许她让你心烦。你为什么不让她赢得这场斗争，并表现出如她想要的某种反感呢？

　　　　艾瑞克森：只有当它对患者有价值的时候，你才能允许患者赢得这场斗争。这里对她没什么益处。

3.11　设定后催眠暗示；建立联结网络："幸运牌怎么样？"

艾瑞克森：还记得你是怎样点燃香烟并拖延时间的吗？

被试：恐怕我当时是在拖延时间。

艾瑞克森：关于那支烟，你还记得我做了什么吗？

被试：哦，是的。你只是说大体像"现在，只管继续吸烟——它没什么影响"这样的话。

艾瑞克森：它有什么效果呢？

被试：什么也没有。它味道挺好。

艾瑞克森：还记得你进入了一种催眠吸烟（第 3.2 小节）中吗？

被试：哦，是的。你问过我是否喜欢吸烟，或者我是否想戒掉，我说不，因为如果我想过要戒掉，我就戒掉了。

艾瑞克森：好吧，你是不是认为我应该给你包香烟来奖励你游泳呢？

被试：不，我不需要什么奖励。我有我自己的。

艾瑞克森：一包香烟可以保持多长时间？

被试：多长时间？

艾瑞克森：是的。

被试：打开还是不打开？

艾瑞克森：不打开。

被试：让我们看看。当然，我还从来没让它们在身边的时间长到可以知道它们是否会很快变质。骆驼驼着背包环游世界，所以它们可能从来不渴。

艾瑞克森：幸运牌怎么样？

被试：我拿不准它们是否能存在很久。它们有玻璃纸包着。

艾瑞克森：这包不是。

被试：太不正常了。我认为它们都应该有玻璃纸包着。

艾瑞克森：在夏天的几个月期间不是。

被试：为什么不是呢?

艾瑞克森：从今年六月,他们就没用任何玻璃纸来包它们。

被试：那么我想象不出它们会保持得很好。

罗西：对于不知情的人来说,可能看起来这一小节很多时间都是在闲聊香烟。其实你是在用"幸运牌"、时间、进入到一种催眠吸烟中、此前的六月和保持香烟新鲜,建立一个联结网络,这些网络结点将在你不久要给她的关于游泳的重要后催眠暗示中一起出现。对吗?

艾瑞克森：是的。

3.12　一种"催眠中的催眠"?：构建遗忘并合成混乱以进一步弱化意识定势和习得性限制

艾瑞克森：告诉我,你认为今晚你能进入催眠吗?

被试：可能。但我不知道我为什么应该进入。

艾瑞克森：你想进入催眠吗? 你能真正告诉我这是几月几日吗?

被试：我刚才正在想 8 月 20 日,但它不是 8 月 20 日。

艾瑞克森：没错,它不是。

被试：难道没人知道是什么日子吗?

艾瑞克森：不。我知道。但你不知道。

被试：你为什么不告诉我?

艾瑞克森：我把它留作你进入催眠的一个理由。

被试：你的意思是你认为我无法找到 (什么日子),除非我进入催眠? 我认为我可以。我确定我能。当我早上醒来时,我不会跑过去找艾瑞克森医生,告诉他把我导入催眠,这样我就可以说出今天是什么日子。我问一下某个人。安通常会告诉我。但现在她不会告诉我。

戴伊小姐：不要问芬克医生——他已经睡了。

艾瑞克森：你认为进入催眠怎么样？

被试：我为什么要进？

艾瑞克森：我想让你进入。

被试：进入催眠，你总该有个目的吧。我没有什么目的。

> 罗西：当这一小节开始时，她已经是在梦行式催眠中了，在这种状态中，她在睁着眼睛说话，如醒着一样行事。（见第3.3小节，这个梦行过程就是从那时开始的。）现在，用你关于她是否认为她今晚可以进入催眠的开场白，经由把她重新定向到这次晤谈的开始，你似乎建构了一种遗忘。

> 艾瑞克森：是的。

> 罗西：尽管她已经在催眠中，她还是对这个想法有阻抗。然后，经由让她去领会你的问题——她不知道是什么日子，以一种完全让人吃惊的方式，你给她一个进入催眠的理由。但是，当她已经处于一种梦行式催眠中时，再鼓励她进入催眠有什么意义呢？你在试图做什么？你是在试图达到一种"催眠中的催眠"吗？或者这只是一种加深催眠的方式？

> 艾瑞克森：我在增加她的混乱感。

> 罗西：真的有像"催眠中的催眠"这样一种状态，还是这只是一种说法？

> 艾瑞克森：只是一种说法。

> 罗西：她已经在催眠中了，但你假装她没有，并且你想让她进入一种催眠。你真的就是在扰乱她的心理定势。这是一种增加混乱并弱化她的意识定势和习得性限制的方式。

> 艾瑞克森：（点头是的。）

3.13 引发和利用心理动力过程；对立面并列中多层面的回忆与遗忘；不知道、混乱、疑惑和惊奇

艾瑞克森：但我有个目的。

被试：不只是找出那个日子或那个日期？

艾瑞克森：还记得此前六月你多么想看看我能否把你导入催眠吗？

被试：记得。

艾瑞克森：你真的没得到那个问题的答案吗？

被试：不，以一种迂回的方式得到了。我问了你另一个问题，你还没有回答过。我认为你是开玩笑的。那是什么——施术者态度？回家之后，我想了想，我告诉了安。

艾瑞克森：那是伊斯塔布洛克的术语之一。

被试：与你有关，我认为。

艾瑞克森：那是他发明的一个术语，用来解释为什么我能与被试完成某些事情，而他不能。

被试：那么，这不太好。

艾瑞克森：我认为这使我们处在与伊斯塔布洛克同样的境地。这是一个不错的术语，但没把它用到好处。去睡吧。去睡吧。顺畅地，深沉地、香甜地睡去。顺畅地，深沉地，香甜地睡去。顺畅地，深沉地，香甜地睡去。顺畅地，深沉地，香甜地睡去。顺畅地，深沉地，香甜地睡去。非常香地熟睡。更深、更沉地熟睡。深沉地熟睡。保持深沉、香甜、持续不断的熟睡。

随着你的很深、很沉、持续不断地熟睡，我想让你慢慢地、逐渐地对你目前的处境有所了解。我想让你知道，你在沉睡。我想让你意识到，我为你改变了时间。我想让你意识到，你告诉过我的那些事情，并相信这些事情。我想让你认真严肃地看待所有那些事情。我想让你明白，它们给你证实了到底什么样的真实想法存在于你自己的头脑中。我想让你知道，这是六月，而不是八月。我想让你意识到，你似乎已经度完了假，并完全想起你对我说过的一切，所以，你可以真的知道，在六月，真的在你自己内心深处，你怎样期待过度过你的假期。你明白我的意思吗？你不必去游泳，去找出你的态度会是什么，是吗？在你内心深处，你知道它是什么。难道这不是事实吗？不只是在湖里游泳，而且期待着在河里游泳，不是吗？你发现自己期望到韦伯斯特娱乐中心游泳。你发现了你对游泳真正的态度是什么。

现在，这是当你来到这个房间时你所拥有的知识，但你却不知道你拥有。对不对？我想让你把那种知识保持在你的无意识里。你明白吗？我想让你把那种知识保持在你的无意识里，而且在这个夏天之前，不要发现它。你明白吗？就像你在过去压抑和忘记痛苦的事情一样，我想让你压抑这方面的知识，除非正好到某个合适的时间，让它突然涌现到你的认识中，这样你就可以真的产生发现你自己下到水里，进入水中，并真的很享受它的经验。你明白吗？我希望它对你来说是一个非常令人愉悦的惊喜。这样，即使你走到湖边，**想知道你会如何感觉**，然后走进水中，你仍然会感到奇怪，然后更深地进入水中，却仍在疑惑。然后，**突然发现，你真的很喜欢它**——让它作为一种给你的惊喜出现。你认为我的建议还不错吗？你会和我合作吗？完全地？所以，在它发生之前，你真的不知道它会发生什么？是不是？这意味着对于今晚这里发生了什么，你不得不有了一种遗忘。你对此不会介意。对今晚发生事情的一种完全的遗忘。当然，你可以想起伊斯塔布洛克和个别不相关的信息。

艾瑞克森：*我在把她完全地捆绑起来！*

罗西：*你正在弱化她的意识定势。太混乱了！你先说她会理解和记住，然后你又说她不会。在设定你关于游泳的重要的后催眠暗示时，你用一种似乎会满足两个层面需要的方式，精心并置想起和忘记，在一个层面上，有她的个性，它需要知道是怎么回事，而在另一个层面，有一种有意遗忘的需要，这样，她的无意识可以以它自己的方式，自由地助长那种真实的游泳体验。这是一个清晰的例子，展现了你如何用对立心理过程的并置，助长催眠性体验。*

艾瑞克森：（点头表示是）。

罗西：你通过强调她不知道它（指游泳）将如何被做到，来弱化意识定势。她可能会感到疑惑，从而建立起她的期待。对吗？

艾瑞克森：是的。

罗西：通常都是这样，当无意识产生一种引人注目的、发展性的跃动时，你及时进行评述，说她可以在以后"**突然发现，你真的很喜欢它——让它作为一种给你的惊喜出现。**"这些暗示全部形成一个联结网络，它建立了一定程度的期待和紧张，而它们只能通过实际的游泳体验得到释放。经由假装定向到未来时间，以及你如何在建构一种将允许她绕过可能仍然存在的意识阻抗的后催眠暗示，你已经允许她去发现和体验"**你对游泳真正的态度是什么**"。

艾瑞克森：考虑到她惧怕游泳——她知道她应该学习，因此她才会害怕学习。现在，我让她陷入疑惑中。你对令人愉悦的事情感到**疑惑**。

罗西：**疑惑**与愉悦的事情联系起来。你把惧怕变成**疑惑**，向积极方向迈出了一步。这是一条完全不同的途径，从简单直接的后催眠暗示到改变行为。你在不断调整她自己内部的心理动力，这样，所期望的反应便成了你所启动的紧张的自然结果。你是在引发和利用心理动力过程，而不是对它们简单地分析或评论。你会认为这是对你的治疗取向的一个恰当的描述吗？

艾瑞克森：是的。

罗西：你利用和呈现患者自己的心理动力过程，而不是简单地分析它们。在1939年的两篇早期的文章（Erickson, 1939a&b/1980）中，你详细说明了你如何引发和利用单独的心理机制和精神病理学机制。但直到你1948年写那篇文章《催眠精神病理学》（Erickson, 1948/1980）时，你才第一次描述和阐释了你在催眠治疗中是如何利用被试自己的心理动力的。这是你原创的一条途径吗？

艾瑞克森：据我所知，是的。

3.14 用可以强化治疗性获益的奖励"泳后一根烟"进行游泳的后催眠暗示

艾瑞克森： 现在有更多事情，我想让你去做，并且我想让它给你一种惊喜。（艾瑞克森在烟盒上书写。）睁开眼睛，看看这个。那是"泳后一根烟"。我将给你这包烟。我想让你不自觉地保护好这包香烟。并且只对它们好奇，但不吸它们。然后，在你去游泳同时享受了游泳之后，我想让你想起这包烟，把它作为你从水中出来后刚好可以点着吸的一种东西。你明白了吗？

　　罗西： 似乎，文字记录漏掉了你在这方面给她的完整指令。你正在开始呈现你此前在第3.11小节开始设定的这个后催眠暗示。

　　艾瑞克森： 我让她向湖上的一个救生艇游去。她将坐在艇上，瞭望水面，并在她衣服里发现一个秘密的防水口袋——

　　罗西： ——她随身携带的香烟放在里面，你给她标记了"泳后一根烟"——

　　艾瑞克森： ——还有火柴！她完全可以充分享受她的吸烟。她可以享受游泳后吸烟的乐趣。

　　罗西： 这样，吸烟的享受便建立在游泳的条件之上，并且它是一种奖励，当她明白话语"**泳后一根烟**"时，这也是一种暗示线索。

　　艾瑞克森： 那种暗示线索便会起到一种效果：巩固她在游泳中的治疗性获益。

　　罗西： 你怎么知道在她的假期中她会有机会游到一个救生艇上呢？

　　艾瑞克森： 她的朋友，安，当她告诉我她们一起规划的假期时，曾经提前告诉过我这一点。

3.15　后催眠性的联结网络利用疑惑、遗忘和不知道（秘密）描绘并积极引发治疗性反应；非语言的右脑的指令把暗示藏起来，不让意识知道

艾瑞克森： 你确信你会去做，在这个月底和七月期间，在你游完泳之前，你会一直保存着这包烟，并且非常茫然地疑惑你为什么留着它们。你会照看好这包烟吗？你确定吗？我将把它放到你的手提袋里。你不会让那包烟受到任何损坏，是吗？如果发生了什么事，如果你丢了那包烟，你将对此给出说法，是什么阻止你思考并阻止你记住。现在，关于这个问题，在你自己的想法中，你完全清楚了吗？你想把另一只胳膊放下来吗？（艾瑞克森降低被试的胳膊）有什么事情你想对我说吗？当你沉睡的时候，你可以认识到你是怎样在期待着夏天的。但在你醒来之前，你将无法知道；而且当你醒来时，你也将不知道。换句话说，那是在**瞒着你，不让你自己知道**，不是吗？这是一个你可以真的**瞒着你不让你自己知道**的时间，不是吗？就这样去仔细考虑这些事情，直到你在心里非常、非常地清楚。并且在你脑海里描绘出你将如何把那包烟放好，并保护它，可是你一定要随身带着它。万一你弄丢了，你会怎么做？

被试： 我不会弄丢。

艾瑞克森： 是的。但万一猝不及防地弄毁了它，我可以告诉你一些你可以做的事。你可以去另弄一包烟，并且不知道你为什么在它上面写下"**泳后一根烟**"。你可以只是疑惑为什么。但不管发生什么事，你仍然可以有包烟。难道不是吗？因为你还在熟睡，你已经丢掉了数量惊人的对水的害怕，不是吗？这是一件很舒服的事，不是吗？你能告诉我现在是什么日子吗？

被试： 六月。

艾瑞克森： 是的。六月。你能告诉我是哪一天吗？

被试： 27 日。

艾瑞克森： 明天将是 28 日，不是吗？现在，在你的无意识中，你对事情感觉完全舒服了吗？记住，你和我在八月有个约会。难道不对吗？或者，如果你急于想告诉我事情进行得多么顺利的话，可以更早一点儿。如果戴伊小姐说漏嘴让你有意识地知道了的话，那就让她的思路因为她的缘故而接连发生变化，你难道不会吗？

被试：（对戴伊小姐）我会掐死你！

艾瑞克森： 我带着巨大的兴趣在期盼你完成这整个儿复杂的模式。你不也这样吗？还有什么事需要进一步讨论吗？

被试： 我认为没什么了。

艾瑞克森： 你还记得我们两人单独在一起时谈论过什么吗？我想让你采用那种常规态度。你会的，不是吗？很好。现在，很快，我会唤醒你，你可以离开这里，感觉不解，不知道这次见面的目的是什么；但那将是个秘密，它将属于你的无意识。你准备好醒来了吗？

被试： 是的。

艾瑞克森： 很好。舒服轻松地醒来。今晚发生的事对你来说是个秘密……那么，为这本书题个什么词好呢？

> **罗西：** 现在，你启动你在第3.11小节开始设置的联结网络。你在上面写过"**泳后一根烟**"的那包幸运牌香烟，成了一条不断强化后催眠暗示的线索：她将在享受游泳之后，享受这包香烟。吸这包烟成了以享受游泳为条件。这种与吸烟有关的积极感受，被绑定到渴望实现的游泳的行为上。关于她将如何"**在你脑海里描绘出你将如何把那包烟放好，并保护它……**"，你给了她很多暗示。你因此引发一种能动的无意识过程，借此她在针对可能会终止执行成功游泳的隐含式后催眠暗示的某些事情，持续不断地工作。因为它是一个不让她的意识心理知道的秘密（"**那将是一个秘密，它将属于你的无意识……今晚发生的事情对你来说是个秘密**"），这种能动的、无意识的治疗工作受到了保护，避开了她的习得性限制和批评的干扰。

这是你的后催眠暗示方式的典型特征。*你并没想当然地认为，因为她在催眠中，她就会执行你的后催眠暗示。相反，你建立了一个利用了她自己动机过程的联结网络，你暗示了一个完整的反应链，由于环环相扣的必然性，这将导致最终所期望的治疗结果。你同意吗？

艾瑞克森：是的。文字记录上说的我放下她的胳膊，实际上我是在把那包烟放到她手里，然后指导她的手把它们藏到她裙子的褶层里。这是一种非语言的暗示线索，教她将来如何瞒着她自己把这包烟藏到她的泳衣里。

罗西：你期望她把这种非语言暗示从她的裙子迁移到她的泳衣吗？你为什么不直接告诉她这样做呢？

艾瑞克森：使它对她的意识心理保密，把它留给她的无意识。

罗西：所以当你用非语言方式做事时，它往往会在右脑中被吸收，并因此瞒过意识心理。

艾瑞克森：当你在享用以音乐为背景的特别的晚餐时，你不会太多地留意音乐，是吗？

---

* 见《催眠疗法：探索性案例集锦》（艾瑞克森和罗西，1979）第四章"后催眠暗示"。

第四次晤谈 *

能动的治疗性的催眠工作

4.0 评估前期的催眠治疗工作：引发不确定、怀疑、疑惑、好奇、期待的问话

芬克：说起有趣的冲突，今天早上，在医院里，一个年纪大一些的精神科医生在跟我讨论哲学，他在告诉我一个最不寻常的事件。他认为他可以部分地解释他在宗教问题上的冲突。他母亲已经去世44年了，而当他父亲去世时，依据他父亲遗嘱的条款，他们不得不挖出母亲的遗骸，把它重新埋葬在他父亲旁边的墓穴里。当他们迁移遗骸并把它们转移到不同的容器里时，他就在那里。想想看！他自己的母亲！

被试：为什么他一定要去？

芬克：他没说。它（指遗嘱）经过了遗嘱检验法庭，而且必须由卫生部

* 1945 年第四次晤谈的在场者：米尔顿・H. 艾瑞克森医生、杰罗姆・芬克医生、被试（她也被称为"S 小姐"和"简"），以及被试的朋友"安・戴伊"。1979 年讨论的在场者：米尔顿・H. 艾瑞克森医生、欧内斯特・罗西医生和桑德拉・西尔维斯特医生。

门签署。在他们可以接触到它之前，有极其大量的繁文缛节。这是最令人惊讶的。

艾瑞克森：你假期去哪儿了？

被试：哦，到处流浪。去我姐姐家，与她一起待了一段时间。就这些。当然，在我休假的时候，我父母不想去旅行，当然，当我休假时，V-J 日①还没到。

艾瑞克森：你什么时候回来的？

被试：18 日。我 17 日晚上回来的。

艾瑞克森：还记得你在电话里对我说了什么吗？

被试：是的。

艾瑞克森：那是什么？

被试：让我想想。我告诉过你我有过一段美好的时光。我想回去，让它再来一次。事实上，我已经准备好在以后的日子回去……哦，我问过你，你为什么从来不休假。

艾瑞克森：是的。还有别的事情吗？

被试：你告诉我我说过什么。这重要吗？

艾瑞克森：是的。

被试：已经无关紧要了。我记得重要的事情。你说哈喽，我也说哈喽。

艾瑞克森：你确信吗？

被试：我认定我自己，你问我是否已经度过了一个愉快的假期。我说它很精彩，你为什么不休一个呢？你说你没休过假，我说你应该休。然后，你说你不休假——你只是等着人们告诉你他们假期中的事。我说那也很不错，但我认为你应该休一个。我想你问过我到过哪里——不，你还没问——是的，你问了！而我告诉过你。我认为我问过什么时候能见到你。你说你哥哥在这儿，你上周会很忙。你

---

① V-J 日，英文全称是 Victory Over Japan Day，即抗日战争胜利纪念日或第二次世界大战对日战争胜利纪念日（定于每年的 8 月 15 日）。——译者注

说，芬克医生今晚将在底特律，能来接我们。我说那会很好。我们同意一切都已解决。然后我们说再见。我遗漏了什么吗？

艾瑞克森： 不，你真的没有。你就是这样说的。

被试： 你们仁，不要看起来这么聪明。你也一样！

艾瑞克森： 你为我感到遗憾。

被试： 哦，是的。我说过我为你感到遗憾，因为你从未休过一个假期。

艾瑞克森： 不，你不是那么说的。

被试： 我为你感到遗憾，是因为别的什么事情吗？

艾瑞克森： 是的。

被试： 我为什么会为你感到遗憾？

艾瑞克森： 因为我不得不坐着听其他人在他们的假期度过了多么美好的时光。记得吗？

被试： 是的。因为你其实并不多么喜欢去听别人假期的事。你知道那是怎么回事——在护士之家，所有的女孩都会从她们的假期中回来。你问她们曾去过哪里，她们告诉你，而你只是坐着说，"难道那不是挺好吗？"你只是在问她们，仅此而已。

艾瑞克森： 在这里，你认为那是真的吗？

被试： 不，也许，不是与你一起，而是与平常的人们一起。

艾瑞克森： 从你上一次在这里开始，现在你有什么变化吗？

被试： 没有……我已经变了……我最好的朋友不会告诉我……芬克医生，你伤心了吗？

芬克： 没有。

戴伊小姐： 那是一个遗憾。

被试： 不，我不认为我已经变了。至多在那种时间长度上比其他人……我不是爱打破沙锅问到底的人。我只是好奇。

芬克： 如果我把这个（笔记）给艾瑞克森医生，可以吗？

被试： 可以。就好像我能阻止你似的。你知道我可以忍受任何事情，除了未被满足的好奇心。

芬克：是吗？

被试：那-啊——啊——你就是想让我发火。

艾瑞克森：你的皮肤晒黑了多少？

被试：我有一点儿，但它褪掉了。我其实只不过深了一点点，但第二天，它就已经消失了。

戴伊小姐：我也是。

艾瑞克森：来到这里，你感觉怎么样？

被试：很愿意来。着急着来。

艾瑞克森：为什么？

被试：好奇。

艾瑞克森：你为什么好奇？

被试：大多数人都会对他们对之一无所知的事情感到好奇。我也毫不例外。

艾瑞克森：你对什么事情不知道？

被试：你。没错。那个思考的人引起我的好奇。你思考。所以，是你引起了我的好奇。

罗西：你用一种典型的系列问话，开启这次晤谈，这些问话表面上定位在重新检视和评估前期催眠工作上。但从一开始，当你问她，**"还记得你在电话里对我说了什么吗？"** 时，你实际上是在用问话吸引她的注意力，并引发不确定感和疑惑。你以这样一种方式问她，让她试着给你所有的细节，但在所难免她忘了一些。当她说**"你们仨，不要看起来这么聪明"** 时，她是试图向小组成员提出抗议。这意味着她已经感觉进到了一种不确定和疑惑的情境中。她平常的意识定势已经正在被弱化，这样，她必须不顾一切地进行内部搜索，寻找能够让你和小组满意的东西。就是说，在进行一种看似正常谈话的同时，她实际上正被转换到你催眠诱导三步骤的第一步：你在（1）吸引她的注意，（2）弱化她的习惯参考框架，（3）开启无意识搜索。你是否同意，这就是你经由问这些问题所正在做的事情？你本质上是在开启一种探索定势？

艾瑞克森：是的。

罗西：这种方式的自然结果是，它引发了她的好奇心和期待。对吗？

艾瑞克森：是的。

罗西：这因芬克医生递给你一本笔记所表现出来的小组其他成员与你之间明显的共谋而得到了加剧。你是在故意引发这种好奇、疑惑和期望的感觉来作为治疗过程的一部分吗？你是否做了一种有意的努力，去激发你患者的兴趣？

艾瑞克森：是的。（艾瑞克森与桑德拉·西尔维斯特医生交换了会意的眼神，后者已经体验过由艾瑞克森的催眠治疗工作而被激发的兴趣。）

西尔维斯特医生：这像是一种共时性的体验。（回顾她自己最近与艾瑞克森打交道的某些方面。）

4.1 症状解决：游泳恐惧症及相关的对水的恐惧的终结；心理问题的"多米诺效应"：客观性与心理成熟度的跃升相伴而生；双重制约问话

艾瑞克森：那么，好吧。我可以在你醒来时继续问你，还是我可以把你导入催眠中？

被试：我想当我清醒时我可以回答你。

艾瑞克森：继续。

被试：但没什么可说的了。

艾瑞克森：没什么可说的了吗？

被试：我记得所有的事。

艾瑞克森：是的。

被试：我记得那天晚上在这里所发生的所有事情。那种投射到未来——如果有人六周前问起我那是否可能，我会说不！完全绝对的不！

艾瑞克森：什么投射到未来？

被试： 当你问我休假期间我是否一直在游泳时。我没有！我还没去度假。我告诉过你将去安那里，但我还没到那里呢。哦，而且我想起了关于香烟的事。那是奇妙无比的事情。

艾瑞克森： 告诉我关于它的事。

被试： 我在晚上八点到达那里。我们有条小船。所以我们在湖上到处划船。安一直在看着我，期待我做点什么。什么都没发生，我们就回家了。第二天早上，我们到公共海滩旁去游泳。我们到处游，然后我们在救生艇上，我突然想到了——香烟！就像晴天霹雳。太不同寻常了。

艾瑞克森： 关于它我还想知道更多一些。

被试： 关于我的假期？

艾瑞克森： 关于游泳和香烟。

被试： 香烟是奇妙无比的。

艾瑞克森： 你一直带着那包烟该有多麻烦？

被试： 没有。我藏好了它们，不让我自己知道——远离诱惑的方式。我把它们装到烟盒里，放到梳妆台抽屉里的毛巾下面，远离我自己。

艾瑞克森： 在一直隐藏它们的过程中，你经历了多少麻烦？

被试： 不太多。我认为它们在梳妆台顶层就会很安全，除非其他人进来说，"啊，香烟？"保管它们并不难。

艾瑞克森： 你发现那些香烟时，你是怎么反应的？

被试： （*对戴伊小姐*）我当时在车里，不是吗？首先，我不知道我从哪里得到的它们。我认为，我一定买过我以前没见过的幸运牌香烟。能想象到买你没见到的东西吗？但我想，"好吧，无论怎样，我弄到了它们"，这才是重要的。然后"*泳后一根烟*"被写在它们上面，而我知道这是你的笔迹，因为我以前见过你的笔迹。然后我问那个人（*指着戴伊小姐*）关于它的事。她说，"我不知道你从哪里弄到它们。不要问我你从哪里得到的货。"所以，我知道它们来自你那里，并且一定有目的。所以我想，"总有一天我会知道，虽然那时我可能是个戴眼镜的老女人了！"所以我就把它们放好等着。

艾瑞克森： 所以你在船上到处划，第二天你去游泳，你想起烟的时候，你是在救生艇上。你做了什么？

被试： 那时我急切地想回家。

艾瑞克森： 你是怎么回来的？

被试： 我们划船回来。她告诉我，我的肌肉不会痛。它们那天不痛，第二天也不痛。

戴伊小姐： 我没做任何承诺。我的不痛。

艾瑞克森： 从那之后，你又游了几次？

被试： 我们游泳是在早晨——那个早晨的大部分时间——然后在我回来之前又游了一次。

艾瑞克森： 你喜欢游泳吗？

被试： 非常喜欢。

艾瑞克森： 为什么？

被试： 我不再害怕了。我在告诉安，它不像我走到 6 米高的甲板上跳下去，我还没那么勇敢。**但以前当我开车过桥时，我常常会很焦急地要到达另一边。但现在则没什么了**。我仍然不喜欢让我的脸湿水。但那将随着练习而解决。

艾瑞克森： 你真的喜欢吗？

被试： 是的，非常喜欢。

艾瑞克森： 关于这一点，还记得你以前是怎样感觉的吗？

被试： 是的。我担心它。我想知道我是不是必须要去，我是不是可以找到合理的借口摆脱它。

　　罗西： 我猜，你用你开始的双重制约问题（**"我可以在你醒来时继续问你，还是我可以把你导入催眠中？"**）给她造成了一点威胁，把她聚焦到治疗性方向上：她只有一个选择，要么醒着时被询问，要么她将进入催眠——但不管她做出哪种选择，她都将被转移到治疗性方向上。这时，她却接着愉快地讲起了你的后催眠暗示令人惊讶地得到了执行，这导致她喜欢上了游泳，也导致了她的游泳恐惧症的明显解决。你会认为她对这神奇的治愈应该欣喜若狂！但是，她对此的反应似乎出奇地平淡。甚至你还不得不把它从她那里撩拨一下，那是为什么？

艾瑞克森：现在，那是她很重要的一个部分。

罗西：已得到解决的游泳恐惧症已经是她非常重要的一个部分了，以至她已经对它见怪不怪了吗？

艾瑞克森：是的。她知道我给她的某些东西现在已经是她的一部分了。

罗西：这已经是她平常自我同一性的一部分了吗？如果她因此跳起来喊叫，这将表明它仍不过是一种用来给你留下印象的新的、并不牢靠的进展。这类似于我们在上一小节所讨论的内容：当我们在心理成长和人格成熟方面达到一种真正超越以往情绪事件的飞跃时，我们就可以客观地、事实求是地看待它们了。

顺便说一下，我注意到，当她说"**但以前当我开车过桥时，我常常会很焦急地要到达另一边。但现在则没什么了**"时，她也表明了与害怕水有关的另外一个问题的解决。这显示了她的另一个重要的早期创伤体验的自发解决，那是她被拉里带着从线缆上穿过水面（见表1）时造成的。这证实了你关于心理问题和心理成长的"多米诺效应"：当你成功处理了一个问题时，其他相关问题往往会成排倒下，并疗愈它们自己。

4.2　治疗性催眠是一种能动的（active）内部工作过程

艾瑞克森：关于投射到未来，你是怎么看的？

被试：那很好玩。我告诉过你我想要件黄色泳衣。我看到一个来自护士之家的女孩试穿一件黄色泳衣，我认为它让人印象深刻。然后我告诉你，我去河里游泳。我不知道。我为什么要告诉你这个。我打赌我不认为我会那样做。它看起来非常污浊，而且，它也不够深。它就不是你可以游泳的地方。

艾瑞克森： 继续。

被试： 让我们看看。我不知道我为什么要告诉你那个。投射应该是你对未来的计划。它应该把未来描画成你认为它将会是的样子。

艾瑞克森： 不。

被试： 不是吗？好吧，说来我们听听。

艾瑞克森： 你的投射到未来，是你以往的愿望、希望、欲望、恐惧、焦虑的一种陈述，全都以修正的方式进行的重新叙述。现在，你不想去趟那条河。你给出了适当的、期盼中的理由。还记得你说了什么吗？

被试： 因为它很污浊吗？你的意思是因为它不是很深？

艾瑞克森： 是的。

罗西： 在这里，对于投射到未来你的意思是什么，你很仔细，也很坚持。它不是把未来描画成她认为它将会是的样子；相反，它是**"你以往的愿望、希望、欲望、恐惧、焦虑的一种陈述，全都以修正的方式进行的重新叙述"**。也就是说，在她假装定向到未来的时间里，S小姐并不仅仅是在被动地描述一种她所希望的幻象。她更积极地参与到一种改变和修正过去的图像、体验和反应程序的内部过程中。这是你在这里的看法吗？你的治疗取向包含了一个改变个体心理动力的积极的内部过程，而不是对一种简单的希望和幻想的被动表达。这样说对吗？

艾瑞克森： （点头表示同意。）

罗西： 关于在时间上的假装定向作为催眠治疗的一个步骤，在你最初的文章（Erickson, 1954a/1980）中，你报告了患者在催眠中如何显现出很多紧张、激动和努力工作的迹象，而在假装定向到未来时间的一个时期之后，却显现出一种疲惫。在上次晤谈中，S小姐在她假装定向的有效阶段，展现出大量的阻抗、混乱和困难，那时你不得不坚持不断地向她提问，把她定向到她的治疗任务上。对未来进行快乐的、理想化的想象没什么必要。患者在催眠中必须要做艰苦的、主动的工作，是不是？

艾瑞克森：是的。

罗西：所以，这显然是不同的，例如，T. X. 巴伯，他认为，在催眠中，你只是在"随着治疗师进行思考和想象"（Barber, 1972, 1978, 1984）。你谈及它时，是把它当作一种积极的内心交战，而不仅仅是一种被动的愿望体验。这才是患者真的在假装定向到未来时间过程中将会做的，并且我认为，也许这就是为什么我以前没做好这方面工作的原因。我让我的患者顺从地谈论，什么会是美好的。当你在做催眠工作时，它不是一种睡眠样的催眠，而是一个能动的过程，它一直在人们心里继续。

艾瑞克森：（艾瑞克森描述了一个类似的情况，当时，他在给一个"都市女孩"演示如何给奶牛挤奶。当她看演示时，她可以具有能动性，尽管她的优势手和手指也许只有半意识性的最小限度的动作，她一边看，一边模仿和预演当她要给奶牛挤奶时，她将怎样实际地移动它们。）

罗西：嗯。所以，在她实际去做之前，她用主动的内心预演一步一步地学习。以此类推，催眠并不囿于被动的想象，它更主要的是一种对个体内心体验的主动锚定和改变，以激发个体的潜能。

4.3 拒绝不合适的治疗性假设

被试：那么，芬克医生给你的那个小纸条上写的是什么？

艾瑞克森：杰罗姆的一个想法。（把纸条给 S 小姐）

被试：这是一个"救生圈"型肥皂（"Life Buoy" soap）的广告。水里的救生圈（buoy）？

芬克：你对在水里的男孩（boy）感兴趣吗？

被试：这是个不靠边的问题，完全不相干。

罗西：S 小姐当然毫不困难地拒绝她感觉是错误的治疗性假设的东西，那就是：她的游泳恐惧症某种程度上与她害怕男孩有关，所以她不能接受水里的救生圈。她排斥同音异义词*救生圈—男孩*（buoy-boy），否认它对她可能有什么真正的心理动力学意义。你的观点是什么？

艾瑞克森：我认为她的害怕可能部分与男孩有关（但有比这更多的原因）。

罗西：所以，这是患者拒绝错误的或过于片面的治疗性假设的一个很好的例子。你不能制造出点儿什么来，就让患者接受。

4.4　趋近治疗性变化：恐惧症害怕的蔓延

艾瑞克森：你大约游了多少次？

被试：你指在安那里吗？大约四次。

戴伊小姐：三次。

艾瑞克森：最后一次就在你坐巴士离开之前吗？

被试：是的，我们赶上了去机场的巴士。

艾瑞克森：从那以后，你一直都游泳吗？

被试：是的，我去了罗赫那里。

艾瑞克森：当你吸烟的时候，它闻起来怎么样？

被试：哦，非常好。我从此开始就非常喜欢幸运牌香烟。

艾瑞克森：那么，你有什么变化？从我上次见到你，你有什么变化吗？

被试：不太多。我不认为我还有多少恐惧。

艾瑞克森：你还丢掉了什么别的恐惧？过桥——你丢掉了那种。

被试：是的。

艾瑞克森：你从来没有跟我讲过那个。为什么？

被试：它从没在我身上发生过。

艾瑞克森：你还丢掉了什么别的恐惧？

被试：我并没意识到有别的什么恐惧。我一直在隐瞒什么吗？

艾瑞克森：好吧，你意识到你有那种过桥的恐惧有多长时间了？

被试：我不知道。那应该是很长时间了。

艾瑞克森：你是不是已经多少把它掩藏在你对水的恐惧下面了？

被试：可能是。

艾瑞克森：还有你已经发现了的事情吗？

被试：看看他怎样把雪茄嚼碎了，这样他就不用抽了（*指着芬克医生*）。

艾瑞克森：你已经改变了什么习惯？

被试：哦。我现在正在改变习惯。

艾瑞克森：戴伊小姐，你知道一些吗？

戴伊小姐：我想我现在刚好注意到一个。

被试：就在现在？

戴伊小姐：她说过她总是用左手抽烟。她刚才拿那支烟时，是用她的右手。

被试：我也注意到了。但我不认为那有什么关系。

艾瑞克森：我们要来找出它是否有什么关系吗？

被试：让我想一下。也许我是个左撇子。

艾瑞克森：还有别的吗？

被试：请帮助！请指导！

艾瑞克森：来自观众的指导是允许的。

被试：现在我需要帮助。毕竟，观众知道的似乎总是比我多。

芬克：你回想起了在婚姻方面态度上的什么变化吗？

被试：婚姻？我不知道我对婚姻有什么态度。在所难免的不幸之一。让我们看看——婚姻方面态度上的变化。

罗西：这种变化全都在发生，但她还不想承认某些事情。

艾瑞克森：还记得你以前是怎么厌恶说起洗澡的吗？

罗西：我？厌恶说起洗澡？是啊，也许。（*笑声*）

艾瑞克森：只是"也许"吗？你为什么现在对此反应这么平淡？

罗西：哦，我明白了。这是一个需要长期解决的困难，当有人因为我的头发时尚而说它看起来多么好时，我仍然感觉滑稽。我会感觉"哎呀，以前真的那么糟吗？"，我还没有解决那个问题，所以我也就不能平淡地对待它。所以你在平淡地说，意味着它已得到了真正的解决。

西尔维斯特医生：另一个原因是，它是你之所是的一部分（it's part of what you are）。

罗西：没错。它被如此好地解决了。

4.5　设置来自无意识的自发的意念动力反应的问话

艾瑞克森：我们能找出你是不是丢掉了某些别的恐惧吗？

被试：我以前也不认为我有。

艾瑞克森：我们能找出你是不是丢掉了某些别的吗？

被试：当然。但你无法丢掉你没有的东西。

艾瑞克森：我会告诉你。这些手套正在横放着，它们的手指是那种方式。好吧，如果你改变它们的方向，那就意味着你已经丢掉了一些别的恐惧。

被试：这是完全不可能的，你不这么认为吗？

艾瑞克森：好吧，看着它，因为你已经有一只自由的右手。

被试：这是暗示的力量。它好像在告诉我，我在那把椅子里会比在我现在坐的这把椅子里更舒服。不管我会还是不会，我都会站起来，去往那把椅子那里。

艾瑞克森：好吧。如果手套倒过来了，你将叫出这种恐惧（的名称）。

被试：我想我最好能快速想到一种恐惧。

艾瑞克森：但是，在手套变化之前，恐惧不会出现在你脑海里——除非没有什么恐惧。

被试：但没准有呢。在我转动手套之前，我不会想到它？

艾瑞克森：不会。

被试：我还是把手套转过去的好。我遗传了那个。

戴伊小姐：快速推卸责任。

被试：我害怕什么？记住，指导是合法的。看看这些热切期盼的人。好吧。如果我把这只手套转过去，我就会想到一些我一直害怕的事情。（转动手套）

艾瑞克森：我们将找出来。

被试：我入教的炫耀？

艾瑞克森：你已经改变了什么习惯吗？这里没人知道我的用意是什么。

被试：我知道？

艾瑞克森：我想从你那里得到。

被试：我烟吸得更多了。

艾瑞克森：如果我把戴伊小姐带到外面厅里了解些信息，你介意吗？

被试：不介意，去吧。安，记住有时你也许会想从我这里借些钱。这全都如此让人陶醉。

> **罗西：**那么，你和戴伊小姐在走廊私下交谈。发生了什么事吗？
>
> **艾瑞克森：**（点头是的。）
>
> **罗西：**在这方面，设置这种自动的无意识的质问，你的目的是什么？
>
> **艾瑞克森：**去找出是否有什么东西我曾忽略了。
>
> **罗西：**你为什么不相信她的意识心理？你相信她的无意识心理可能会有一些她意识心理仍然没有的东西？
>
> **艾瑞克森：**（点头是的。）

4.6 隐藏的浴盆加水恐惧的心理动力和解决

艾瑞克森：假期你出去了多久？

被试：三周。

艾瑞克森：这三周你去了哪里？

被试：在——

艾瑞克森：你最喜欢你浴室的哪个地方？

被试：在浴盆里。那有什么错吗？

艾瑞克森：为什么不是淋浴？

被试：好吧。我喜欢坐在浴盆里，拿着本杂志和一支烟——坐在那里几个小时，门外的每个人都在大声嚷嚷，"让我进去！"，（*而我说，*）"对不起，在洗澡呢。"

艾瑞克森：在今年一月之前，你是怎么喜欢上盆浴的？

被　试：我一直都喜欢洗盆浴，只不过我不喜欢等待浴盆加满水。如果你能按个按钮，它就会被加满水，那就没问题了。

艾瑞克森：你现在对那个过程的态度是什么样的？

被　试：现在我不在意。或许这来自不再害怕水了，尽管我从来也没害怕过加满水的浴盆。

艾瑞克森：现在你不在意做那个了。

被　试：是的。在等的时候，我可以一直抽烟。

艾瑞克森：那是另一种你已经丢掉的恐惧——这种对浴盆加水的恐惧。

被　试：这很愚蠢。我已经不害怕了。我以前总是对为它加水的过程焦虑。但是，如果它是一种恐惧，为什么我不愿意让它花费挺长时间呢？

艾瑞克森：那会迫使你在无意识层面压抑你的恐惧。我想要从戴伊小姐那里得到的信息是，在护士之家，为了洗澡，你要做什么安排。这就是我刚才与她交谈的。

被　试：这真让人惊讶。

　　罗西：我并不完全相信你对她浴盆加水恐惧的看法。也许你是对的，但手头的信息似乎无法证实。如果她避开了向浴盆加水，而更喜欢淋浴，你当然可以把它当作浴盆加水恐惧症的证据。但你却反向推理：把对它加水过程的焦虑当作同样事情的证明。经典精神分析理论会合理化这件事，它会说，对于她的浴盆加水恐惧症，她有一种反向形成，那种恐惧让她焦虑为它加水。这是一种双重制约，它被令人遗憾地构建到精神分析的理论结构中，这样，它就可以似是而非地证明自己的臆测，而无视患者实际做的是什么。这类事情制造了科学上的混乱，但它作为一种治疗性的悖论可能会有用。

　　艾瑞克森：每次我们把桶装满水洗东西的时候，水就减少。

　　罗西：没错。水位下降。

　　艾瑞克森：但是当她妹妹跌倒在水里的时候，它升高了。

罗西：对。这样，她会因此有一种水上升的恐惧。我明白了。所以，这就是当你假定她有浴盆加水恐惧时你的想法。而且，事实上，她对浴盆加水感觉焦虑，她丢掉了那种恐惧，却在你刚才说到它之前，不知道自己已经丢掉了它。你当时其实是在思考那些事！你推测，由于 S 小姐的妹妹跌倒在水里，水面上升，所以 S 小姐便会对水在浴盆里上升产生恐惧。好吧，你说服了我。我如此仔细地阅读这个案例，但我还是忘记了先前的那个浴盆事件。我无法想象为什么或者从哪里你凭空把它扯了出来。现在看来言之有理。

4.7　大部分恐惧症的泛性恐惧属性；人格成熟；解决移情关系

艾瑞克森：你知道我从哪里得到我关于它的秘密提示了，不是吗？

被试：不知道。噢！那么芬克医生，你有了什么变化吗？好吧，他抽了根雪茄。

艾瑞克森：你说——*救生圈（lifebuoy）*——那个词的方式，你把它分开了（life-buoy）。

芬克：嗯，它是被分开了。

被试：是的，它是。即便如此，那有什么特别吗？如果你说两个单词，你不会把它们放在一起。哦，好吧，这是大好生活。

艾瑞克森：好的。我很高兴你现在喜欢游泳。你确实遵守了你在电话里对我的含蓄的承诺，不是吗？

被试：那是什么？

艾瑞克森：现在，睡吧。你会睡去，不是吗？不是吗，简？进到很深、很香的睡眠中。你正睡得很深、很香？（*被试点头是的*）你确实给我准确报告了你的假期。你真的去游泳了。你真的丢掉了焦虑的主要部分，你不再害怕过桥。而且你也不再有对浴盆加水的那种焦虑。这让你非常满意。你确实已经丢掉了许多你现在还不愿意讨论的焦虑，丢掉那些别的焦虑，是一件令人高兴的事情。你已经丢掉了它们，不是吗？有一种处理事情的常识性的方法，它是一种常识性的东西，可以丢掉焦虑，却不扭曲个体的生活，而你真的知道这个。对你来说，再也不需要让焦虑来战胜你了，难道不对吗？现在，还有什么更多的事情我能为你做的吗？（*被试摇头，不。*）你会感觉可以自由地随时来找我吗？我能有幸叫你有时候来帮忙吗？（*被试明显地点头，是的。*）你确定吗？一个人永远不知道他什么时候需要帮助，时机可能会出现在我需要你帮助的时候，我希望可以有幸召唤你。现在，当你回顾这些事情时，你只比第一次见到我时要大了六个月。但在实际的体验和认知中，你要更大——远远超过六个月的长大。这是从你的外观看到的变化之一。现在，还有什么更进一步的事情我们今晚应该讨论的吗？你有什么私下想跟我说的吗？

被试：（*长时间停顿*）我真的有更好品牌的香烟。手头的事情已经结束了。手头的事情完成了。

> **罗西**：在她说那几句话之前，你唤醒她了吗？
>
> **艾瑞克森**：那里有个停顿。
>
> **罗西**：那个停顿期间，发生了什么？
>
> **艾瑞克森**：她刚醒来，并做了些清醒的评论。
>
> **罗西**：认为大多数所谓单纯的恐惧症，其实往往具有泛性恐惧的属性，你这个坚定的信念是非常重要的。你总是找出相关联的恐惧，并致力于顺着患者主要的、正在呈现的恐惧问题，解决它们，这是你的治疗取向的重要特征吗？
>
> **艾瑞克森**：是的。我们并不是生活在一个与世隔绝的世界里。
>
> **罗西**：正在呈现的恐惧碰巧只是很多问题中的一个。你知道还有很多其他事情，所以你要努力解决整个事情。没有单一恐惧症这回事，有的是对很多事情的泛性恐惧反应。
>
> **艾瑞克森**：一个恐惧猫的人去拜访某个家里有猫的人，发现他不喜欢（他那里的）家具，他不喜欢（他那里的）饭菜，他不喜欢任何与这个人或这个地方有关的东西。那么，他为什么不喜欢那些人呢？

罗西：我不知道。为什么？

艾瑞克森：你听说过马鬃做的衬垫和家具吗？

罗西：哦，是的。我听说过。

艾瑞克森：猫有毛。

罗西：我明白了，所以它泛化到那些东西上了。所以大部分恐惧和害怕确实会以人们还未意识到的方式泛化。

艾瑞克森：是的。

西尔维斯特医生：我还有个问题。你为什么要这么紧密地问她所有她可能害怕的事情？这是治疗性地整合体验的另一种方式吗？这就像左手不知道右手在做什么，所以你正在让左手知道右手在做什么——这样，它才是一种完全整合的体验吗？

艾瑞克森：是的。把它大声说出来，有助于意识心理接受无意识已经知道的东西。

罗西：（1987年）艾瑞克森用他示范工作很典型的一种方式解决移情。因为这是一个示范性的案例，不是一种患者寻找治疗师并为治疗付费的典型的临床情境，所以，艾瑞克森认为有必要寻求对移情问题的一种细心的、开放式的解决。他有一种不寻常的、但非常舒服和切实可行的方式，解决这些情境中的移情。他会让这种可能性敞开着，如果有必要，被试未来需要更进一步的帮助，她可以随时拜访他。与此同时，他会问他是否可以"**有幸叫你有时候来帮忙**"。

这一番典型的话语，艾瑞克森通常指的是，他可能会要求被试在未来某个时间参加一个研究项目或专业演示。艾瑞克森觉得，这经常是一种公平的交换，"我通过给你治疗帮了你；那么，你可以在我的科学和专业工作中帮助我。"免费治疗可能造成的未解决的移情和负债的感觉，便这样通过捐赠同等的时间帮助别人而"得到清偿"。

参考文献

Barber, T X. (1972). Suggested ("hypnotic") behavior: The trance paradigm versus an alternate paradigm. In E. Fromm & R. Shor(Eds.). *Hypnosis. Research Development and Perspectives* (pp. 115–182). New York: Aldine-Atherton.

Barber, T X. (1978). Hypnosis, suggestions, and psychosomatic phenomena: A new look from the standpoint of recent experimental studies. *American loumal of Clinical Hypnosis, 21*(1), 13–27.

Barber, T X. (1984). Changing unchangeable bodily processes by (hypnotic) suggestions: A new look at hypnosis, cognitions, imagining, and the mind-body problem. *Advances, 1(2),* 7–40.

Bateson, G. (1979). *Steps to an Ecology of Mind.* New York: Ballantine Books.

Bateson, G., Jackson. D., Haley, J., & Weakland, J. (1956). Tbward a theory of schizophrenia. *Behavioral Science, 1.* 251–264.

Erickson, M. (1935/1980). A study of an experimental neurosis hypnotically induced in a case of ejaculatio praecox. In E. Rossi (Ed.), *The Collected Papers of Milton H. Erickson on Hypnosis. Vol.* III. *Hypnotic Investigation of Psychodynamic Processes* (pp. 320–335). New York: Irvington.

Erickson. M. (1939a/1980). Demonstration of mental mechanisms by hypnosis. In E. Rossi (Ed.). *The Collected papers of Milton H. Erickson on Hypnosis. Vol.* III. *Hypnotic*

Investigation of Psychodynamic Processes (pp.203–206). New York: Irvington.

Erickson, M. (1939b/1980). Experimental demonstrations of the psychopathology of everyday life. In E. Rossi (Ed). *The Collected Papers of Milton H. Erickson on Hypnosis. Vol.* III. *Hypnotic Investigation of Psychodynamic Processes* (pp. 190–202). New York: Irvington.

Erickson, M. (1948/1980). Hypnotic psychotherapy. In E. Rossi (Ed.). *The Collected* Papers *of Milton H. Erickson on Hypnosis.* I. *The Nature of Hypnosis and Suggestion* (pp. 35–48). New York: Irvington.

Erickson, M. (1954a/1980). Pseudo-orientation in time as a hypnotherapeutic procedure. In E. Rossi (Ed.), *The Collected Papers of Milton H. Erickson on Hypnosis. Vol.* IV. *Innovative Hypnotherapy* (pp. 397–423). New York: Irvington.

Erickson, M. (1954b/1980). Special techniques of brief hypnotherapy. In E. Rossi (Ed.).*The Collected Papers of Milton H. Erickson on Hypnosis. Vol.* IV. *Innovative Hypnotherapy* (pp. 149–173). New York: Irvington.

Erickson, M. (1964/1980). The "surprise" and "my-friend-John" techniques of hypnosis: Minimal cues and natural field experimentation. In E. Rossi (Ed.), *The Collected Papers of Milton H. Erickson on Hypnosis. Vol.* I. *The* Nature *of Hypnosis and Suggestion* (pp. 340–377). New York: Irvington.

Erickson, M (1980). *The Collected Papers of Milton H. Erickson on Hypnosis* (4Vols.). E. Rossi (Ed). New York: Irvington.

Volume I: *The Nature of Hypnosis and Suggestion*

Volume II: *Hypnotic Alteration of Sensory. Perceptual, and Psychophysical Processes*

Volume III: *Hypnotic Investigation of Psychodynamic Processes*

Volume IV: *Innovative Hypnotherapy*

Erickson, M., & Rossi, E.(1974/1980). Varieties of hypnotic amnesia. In E. Rossi (Ed.), *The Collected Papers of Milton* H. *Erickson on Hypnosis. Vol.* III. *Hypnotic Investigation of Psychodynamic Processes* (pp. 71–90). New York: Irvington.

Erickson, M., & Rossi, E. (1975/1980). Varieties of double bind. In E. Rossi (Ed.), *The Collected Papers of Milton H. Erickson on Hypnosis. Vol.* I. *The Nature of Hypnosis and Suggestion* (pp. 412–429). New York: Irvington.

Erickson, M., & Rossi, E. (1976/1980). Two-level communication and the microdynamics of trance. In E. Rossi (Ed.). *The Collected Papers of Milton H. Erickson on Hypnosis.* I. *The Nature of Hypnosis and Suggestion* (pp. 430–451). New York: Irvington.

Erickson, M., & Rossi. E. (1977/1980). Autohypnotic experiences of Milton H. Erickson. In E. Rossi (Ed.), *The Collected Papers of Milton H. Erickson on Hypnosis. Vol. I. The Nature of Hypnosis and Suggestion* (pp. 108–132). New York: Irvington.

Erickson, M., & Rossi, E. (1979). *Hypnotherapy: An Exploratory Casebook.* New York: Irvington.

Erickson, M., & Rossi, E. (1980). The indirect forms of suggestion. In E. Rossi (Ed.), *The Collected Papers of Milton H. Erickson on Hypnosis. I. The Nature of Hypnosis and Suggestion* (pp. 452–477). New York: Irvington.

Erickson, M.. & Rossi, E. (1981). *Experiencing Hypnosis: Therapeutic Approaches to Altered States.* New York: Irvington.

Erickson, M., Rossi. E., & Rossi. S. (1976). *Hypnotic Realities.* New York: Irvington.

Estabrooks, G. (1943). *Hypnotism.* New York: Dutton.

Gazzaniga, M. (1985). *The Social Brain: Discovering the Networks of the Mind.* New York: Basic Books.

Haley, I. (1963). *Strategies of Psychotherapy.* New York: Grune & Stratton.

Haley, J. (1973). *Uncommon Therapy.* New York: W. W. Norton.

Haley, J. (1985). *Conversations with Milton H. Erickson.* (3 vols.). New York: Triangle Press.

Hilgard, E., & Hilgard, J. (1975). *Hypnosis in the Relief of Pain.* Los Altos. CA: Kaufman.

Huston, R, Shakow, D., & Erickson. M. (1934/1980). A study of hypnotically induced complexes by means of the Luria Technique. In E. Rossi (Ed.), *The Collected Papers of Milton H. Erickson on Hypnosis. Vol. III. Hypnotic Investigation of Psychodynamic Processes* (pp. 292–319). New York: Irvington.

Jung, C. (1960). *The Structure and Dynamics of the Psyche. Vol. III. The Collected Works of Carl G. Jung.* (R.FC. Hull, Trans.). Bollingen Series XX. Princeton: Princeton University Press.

Kinsbourne, M., & Smith, W. (Eds.) (1974). *Hemispheric Disconnection and Cerebral Function.* Springfield, IL: Charles C Thomas.

Mead. M. (1977). The originality of Milton Erickson. *American journal of Clinical Hypnosis. 20*(1), 4–5.

Pribram, K. (1971). *Languages of the Brain. Experimental Paradoxes and Principles in Neuropsychology* (3rd Ed.). New York: Brandon House.

Rossi, E. (1967). Game and growth: Two dimensions of our psychotherapeutic Zeitgeist.

Journal of Humanistic Psychology, 8, 139–154.

Rossi, E. (1968). The breakout heuristic: A phenomenology of growth therapy with college students, *journal of* Humanistic *Psychology, 8.* 16–28.

Rossi, E. (1971). Growth, change and transformation in dreams. *Journal of Humanistic Psychology. II,* 147–169.

Rossi, E. (1972a/1985). *Dreams and the Growth of Personality* (2nd Ed). New York: Brunner/Mazel.

Rossi, E. (1972b). Dreams in the creation of personality. *Psychological Perspectives, 2,* 122–134.

Rossi, E. (1972c). Self-reflection in dreams. *Psychotherapy. Theory, Research, Practice, 9,* 290–298.

Rossi, E. (1973a). Psychological shocks and creative moments in psychotherapy. *American Joumal of Clinical Hypnosis, 16,* 9–22.

Rossi, E. (1973b). Psychosynthesis and the new biology of dreams and psychotherapy. *The American journal of Psychotherapy. 27.* 34–41.

Rossi, E. (1973c). The dream protein hypothesis. *The American journal of Psychiatry, 130.* 1094–1097.

Rossi, E. (1977). The cerebral hemispheres in analytical psychology. *The journal of Analytical Psychology. 22.* 32–51.

Rossi, E.(1979). Davina's recent dream. *Sundance Community Dream Journal, 3,* 110–113. Rossi, E. (1980). As above, so below: The holographic mind. *Psychological Perspectives. II.* 155–169.

Rossi, E. (1986a). Altered states of consciousness in everyday life: The ultradian rhythms. In B. Wolman (Ed.), *Handbook of Altered States of Consciousness* (pp. 97–132). New York: Van Nostrand.

Rossi, E. (1986b). *The Psychobiology of Mind-Body Healing: New Concepts in Therapeutic Hypnosis.* New York: W. W. Norton.

Rossi, E., & Cheek, D. (1988). *Mind-Body Therapy: Ideodynamic Healing in Hypnosis.* New York. W. W. Norton.

Rossi, E., & Ryan. M. (Eds.) (1985). *Life Reframing in Hypnosis. Vol.* II. *The Seminars. Workshops, and Lectures of Milton H. Erickson.* New York: Irvington.

Rossi, E., & Ryan, M. (1986). *Mind-Body Communication in Hypnosis. Vol. 3. The Seminars. Workshops and Lectures of Milton H. Erickson.* New York: Irvington.

Rossi, E., Ryan, M., & Sharp, F. (Eds.) (1984). *Healing in Hypnosis. Vol. I. The Seminars. Workshops, and Lectures of Milton H. Erickson.* New York: Irvington.

Sperry, R. (1968). Hemispheric disconnections and unity in conscious awareness. *American Psychologist. 23.* 723–733.

Watkins, J. (1949). *Hypnotherapy of War Neuroses.* New York: Ronald Publishing. Woodworth, R.. & Schlosberg. H. (1954). *Experimental Psychology.* New York: Holt and Company.